Kapitelübersicht

Stichwortverzeichnis

AMT	Ausbruchsmanagement-Team
BSI	Blutstrominfektion
BZ	Blutzucker
CDI	Clostridioides-difficile-Infektion
d. h.	das heißt
ESBL	Extended spectrum Beta-Lactamasen (produzierende Enterokokken)
ggf.	gegebenenfalls
HWI	Harnwegsinfekt
i. c.	intrakutan
IfSG	Infektionsschutzgesetz
i. m.	intramuskulär
inkl.	inklusive
i. v.	intravenös
KRINKO	Kommission für Krankenhaushygiene und Infektionsprävention
Min.	Minute(n)
MRE	multiresistente Erreger
MRGN	multiresistente gramnegative Bakterien
MRSA	Methicillin-resistente *Staphylococcus aureus*
Pat.	Patientin, Patient
PSA	persönliche Schutzausrüstung
PVK	peripherer Venenkatheter
RKI	Robert Koch-Institut
SARS	severe acute respiratory syndrome (schweres akutes respiratorisches Syndrom)
SAV	Sonderabfallverbrennung
s. c.	subkutan
STIKO	Ständige Impfkommission am Robert Koch-Institut
TRBA	Technische Regel für Biologische Arbeitsstoffe
VAP	ventilator-associated pneumonia (beatmungsassoziierte Pneumonie)
VRE	Vancomycin-resistente Enterokokken
ZVK	zentraler Venenkatheter

Quellen

[1] Berufsgenossenschaft für Gesundheitsdienst und Wohlfahrtspflege. Bekleidung. Aus: www.bgw-online.de/bgw-online-de/themen/gesund-im-betrieb/hygiene-infektionsschutz-biostoffe/bekleidung-24350 (letzter Zugriff: 26. Juni 2023).

[2] Bundesgesundheitsblatt. Gesundheitsforschung, Gesundheitsschutz. Ausbruchmanagement und strukturiertes Vorgehen bei gehäuftem Auftreten nosokomialer Infektionen. 2002; 45:180-186. Aus: www.rki.de/DE/Content/Infekt/Krankenhaushygiene/Kommission/Downloads/Ausbr_Rili.pdf?__blob=publicationFile (letzter Zugriff: 23. Juni 2023).

[3] Bundesgesundheitsblatt. Gesundheitsforschung, Gesundheitsschutz. Händehygiene in Einrichtungen des Gesundheitswesens. 2016; 59:1189–1220. Aus: https://link.springer.com/content/pdf/10.1007/s00103-016-2416-6.pdf?pdf=inline%20link (letzter Zugriff: 26. Juni 2023).

[4] Bundesgesundheitsblatt. Gesundheitsforschung, Gesundheitsschutz. Hygienemaßnahmen bei Clostridioides difficile-Infektion (CDI). 2019; 62:906–923. Aus: https://link.springer.com/content/pdf/10.1007/s00103-019-02959-1.pdf?pdf=inline%20link (letzter Zugriff: 28. Juni 2023).

[5] Bundesgesundheitsblatt. Gesundheitsforschung, Gesundheitsschutz. Prävention der nosokomialen beatmungsassoziierten Pneumonie. 2013; 56:1578–1590. Aus: https://link.springer.com/article/10.1007/s00103-013-1846-7 (letzter Zugriff: 25. Juni 2023).

[6] Bundesgesundheitsblatt. Gesundheitsforschung, Gesundheitsschutz. Prävention und Kontrolle Katheter-assoziierter Harnwegsinfektionen. 2015; 58:641–650. Aus: https://link.springer.com/content/pdf/10.1007/s00103-015-2152-3.pdf?pdf=inline%20link (letzter Zugriff: 26. Juni 2023).

[7] Bundesinstitut für Arzneimittel und Medizinprodukte. Abgrenzung und Klassifizierung. Aus: www.bfarm.de/DE/Medizinprodukte/Aufgaben/Abgrenzung-und-Klassifizierung/_node.html (letzter Zugriff: 26. Juni 2023).

[8] Deutsche Gesellschaft für Sterilgutversorgung. Flussdiagramm der DGSV zur Einstufung von Medizinprodukten 2013. Zentralsterilisation. 2013; 1:64–68. Aus: www.dgsv-ev.de/wp-content/uploads/2016/09/AKQ_ZT_1_2013-3.pdf (letzter Zugriff: 26. Juni 2023).

[9] Deutsches Netzwerk für Qualitätsentwicklung in der Pflege (Hrsg.). Expertenstandard Pflege von Menschen mit chronischen Wunden. 1. Aktualisierung. Osnabrück: 2015.

[10] Drees S. Aufbauwissen Pflege. Hygiene. München: Elsevier, 2023.

[11] Protz, K. Hygienische Aspekte beim Verbandwechsel. Aus: www.molnlycke.de/unsere-expertise/expertenwissen-moderne-wundversorgung/hygienische-aspekte-beim-verbandwechsel/#:~:text=Wesentliches%20Ziel%20der%20Wundbehandlung%20ist,von%20innen%20nach%20au%C3%9Fen%20gereinigt (letzter Zugriff: 26. Juni 2023).

[12] Robert Koch-Institut. Empfehlungen der Ständigen Impfkommission beim Robert Koch-Institut 2023. Epidemiologisches Bulletin. 2023;4. Aus: www.rki.de/DE/Content/Infekt/EpidBull/Archiv/2023/Ausgaben/04_23.pdf?__blob=publicationFile (letzter Zugriff: 3. September 2023).

An unsere Inhalte haben wir sehr hohe Ansprüche. Trotz aller Sorgfalt kann es jedoch passieren, dass sich ein Fehler einschleicht oder fachlich-inhaltliche Aktualisierungen notwendig geworden sind.
Sobald ein relevanter Fehler entdeckt wird, stellen wir eine Korrektur zur Verfügung.

Mit diesem QR-Code gelingt der schnelle Zugriff.
https://else4.de/978-3-437-25065-1
Wir sind dankbar für jeden Hinweis, der uns hilft, dieses Werk zu verbessern. Bitte richten Sie Ihre Anregungen, Lob und Kritik an folgende E-Mail-Adresse: kundendienst@elsevier.com

Fehler gefunden?

Abbildungsnachweis

Der Verweis auf die jeweilige Abbildungsquelle befindet sich bei allen Abbildungen im Werk am Ende des Legendentextes in eckigen Klammern. Alle nicht besonders gekennzeichneten Grafiken und Abbildungen © Elsevier GmbH, München.

G1187	Potter, P.; Perry, A.G.; Stockert, P.; Hall, A.: Fundamentals of Nursing. Elsevier, 11th Ed. 2022.
J747	Thomas Engbert, Design & Kommunikation, Kronsgaard
K115	Andreas Walle, Hamburg
L138	Martha Kosthorst, Borken
L143	Heike Hübner, Berlin
L157	Susanne Adler, Lübeck
L190	Gerda Raichle, Ulm
L255	Irina Kart, Berlin
L264	Claudia Flüss, München
M294	Bernd Hein, Buch am Buchrain
U120	Bode Chemie GmbH, Hamburg
U223	B. Braun Melsungen AG, Melsungen
W276	Deutsche Gesellschaft für Sterilgutversorgung (DGSV) e. V., Wenzenbach

Ein Ausbruchsmanagement ist notwendig bei:

- **Überdurchschnittlich häufigem Auftreten** einer Infektionskrankheit in einer bestimmten Region oder in einem bestimmten Zeitraum.
- Auftreten einzelner Erkrankungen mit **besonders gefährlichen Erregern** [2].

Die klinikeigene Surveillance dient als Indikator und Überwachungsinstrument von meldepflichtigen Infektionserkrankungen.

Mögliche Auslöser

- Noroviren
- Rotaviren
- Salmonellen
- Toxin-bildende *Clostridioides difficile*
- Influenza
- Weitere Erreger

Besonders gefährliche Erreger

- Legionellen
- Mykobakterien (Erreger der Tuberkulose)
- SARS-auslösende Erreger
- 4MRGN, z. B. *Acinetobacter baumannii*
- Weitere Erreger

Vorgehen

In Ausbruchssituationen wird ein Gremium einberufen, das **Ausbruchsmanagement-Team,** bestehend aus:

- Hygienebeauftragter Arzt
- Krankenhaushygienikerin
- Hygienefachkraft
- Stationsarzt/behandelnder Arzt

- Stationsleitung/Bereichsleitung/Abteilungsleitung
- Krankenhausdirektorium (Verwaltung, Pflege, Medizin)
- Objektleitung (Hauswirtschaftsleitung)/Reinigungsfirma
- Chefärztin
- Technischer Leiter
- Unternehmenskommunikation

Ablauf bei Ausbruch (nach Empfehlung der KRINKO [2]), einrichtungsspezifische Umsetzung laut Hygieneplan (→ Kap. 10):

1. Auslösendes Ereignis feststellen
2. Aktuelle Lage aufgrund bisheriger Informationen einschätzen und gegebenenfalls Ausbruchmanagement-Team (AMT) einberufen
3. Fallermittlung durch AMT und bei Bestätigung Meldung des Ausbruchs an das Gesundheitsamt
4. Ortsbegehung und Ermittlung des akuten Handlungsbedarfs
5. Sofortmaßnahmen festlegen; Schadensbegrenzung, um eine Weiterverbreitung einzudämmen
6. Infektionsquelle ermitteln (Ursachenfindung)
   a) Experten zurate ziehen
   b) Detaillierte krankenhaushygienische Ortsbegehung, Handlungsabläufe analysieren, Umgebung untersuchen
   c) Mikrobielle Untersuchungen
   d) Erweiterte epidemiologische Untersuchung
7. Ergebnisse bewerten und gezielte (ursächliche) Interventionsmaßnahmen festsetzen, die zur Beseitigung des Ausbruchs führen
8. Ausbruchsmanagement abschließen, absichernde Maßnahmen planen
9. Abschließende Evaluation, Defizitanalyse und künftige Präventionsstrategien festlegen
10. Abschließende Dokumentation

- Einzellige Lebewesen ohne Zellkern
- Vermehrung durch Querteilung: Entstehung von zwei identischen Tochterzellen
- Unterteilung anhand des Aussehens (→ Tab. 2.1)
- Unterteilung anhand von Zellwandaufbau/Anfärbbarkeit: grampositiv, gramnegativ
- Unterteilung anhand der bevorzugten Bedingungen: aerob, anaerob

Spezifische Merkmale, die einen **Überlebensvorteil** für die Bakterien bilden:

- Sporen, z. B. bei *Clostridioides difficile*
- Kapsel, z. B. Pneumokokken
- Geißeln, z. B. *E. coli*
- Resistenzen, z. B. MRSA
- Bildung von Biofilm – Bakterien haften Oberflächen an und bilden eine Schleimmatrix um sich herum, z. B. im Blasenkatheter
- Toxinproduktion, z. B. Salmonellen

Bakterienform	Unterform	Beispiel Erreger	Beispiel Erkrankung
Kokken	Staphylokokken	*Staphylococcus aureus*	Wundinfektionen
	Streptokokken	A-Streptokokken	Tonsillitis
	Diplokokken	Meningokokken	Meningitis
Stäbchenbakterien	–	Salmonellen	Lebensmittelvergiftung
	gekrümmte	*Vibrio cholerae*	Cholera
	säurefeste	Mykobakterien	Tuberkulose
Spirochäten	–	Borrelien	Borreliose

Tab. 2.1 Unterteilung von und Beispiele für Bakterien

Bakterielle Infektionen

- **Kontamination:** durch Bakterien besiedeltes Areal
- **Kolonisation:** Vermehrung der Bakterien durch Querteilung
- **Wachstum:**
  - Lag-Phase: langsames Anwachsen, Anpassung ans Milieu
  - Log-Phase: exponentielle Vermehrung optimal angepasster Bakterien
  - Stationäre Phase: Wachstum und Absterben im Gleichgewicht
  - Sterbephase: Nährstoffe aufgebraucht, Sterben der Bakterien oder Übergang in Überlebensmodus

TIPP

Der Begriff Log wird auch bei der Anwendung von Desinfektionsmitteln angewendet. Durch die Log-Stufen (Log 1 bis Log 8) wird angegeben, wie wirksam eine Maßnahme ist, um Erreger zu beseitigen. Während das Händewaschen der Log-Stufe 2 entspricht und ca. 99 % der Erreger entfernt werden, wird durch die Desinfektion die Log-Stufe 6 erreicht und somit werden 99,999 % der Erreger entfernt.

- **Immunantwort:**
  - Durch Antigene auf den Bakterien wird das Immunsystem aktiviert.
  - B-Lymphozyten verarbeiten die Antigene und präsentieren diese.
  - T-Helferzellen werden aktiviert.
  - B-Lymphozyten differenzieren sich zu Plasmazellen.
  - Plasmazellen produzieren Antikörper.
  - Phagozytose (Fresszellen eliminieren Erreger).

Die beatmungsassoziierte Pneumonie (VAP) ist die nosokomiale Infektion, die am häufigsten tödlich verläuft [5].

- Folgende Faktoren erhöhen das Risiko eine VAP zu entwickeln:
  - Alter: < 12 Monate, > 65 Jahre
  - Immunsuppression
  - Neurologische Beeinträchtigung mit fehlenden Schutzreflexen
  - Chronisch obstruktive Lungenerkrankung (COPD)
  - Aspiration/Mikroaspiration
  - Langzeitbeatmung/Intubation
  - Re-Intubation
  - Verabreichung von Sedativa
  - Operative Eingriffe
- Zusätzliche Risikofaktoren bei Kindern:
  - Angeborene Immunschwäche
  - Neuromuskuläre Blockade
  - Genetisch bedingte Syndrome
  - Transport außerhalb der pädiatrischen Intensivstation
  - Vorbehandlung mit Antibiotika
  - Enterale Ernährung
  - Bronchoskopie

Prävention der VAP

- Basismaßnahmen, z. B. Händehygiene (→ Kap. 8)
- Apparativ-technische Maßnahmen, z. B.
  - Verwendung von Filtern
  - Kontrolle des Cuffdrucks
- Patientenbezogene Maßnahmen, z. B.
- Intubationsweg oro- oder nasotracheal
- nicht invasive Beatmung
- regelmäßige Mundpflege
- Pharmakologische Maßnahmen, z. B. indikationsgerechte Antibiose

Hygiene bei Intubation:

- Material vollständig zusammenstellen
- Flächen- und Händedesinfektion (→ Kap. 6, → Kap. 8)
- PSA: medizinische Einmalhandschuhe, Mund-Nasen-Schutz, Schutzbrille/Visier, gegebenenfalls Schürze oder Schutzkittel
- Material steril anreichen (Tubus und Führungsstab)
- Kontaminierte Handschuhe verwerfen, Hände desinfizieren

Hygiene bei endotrachealem Absaugen:

- Material vollständig zusammenstellen
- Flächen- und Händedesinfektion
- PSA: medizinische Einmalhandschuhe, ein steriler Handschuh (→ Abb. 3.1), Mund-Nasen-Schutz, Schutzbrille/Visier, gegebenenfalls Schürze oder Schutzkittel
- Offenes Absaugsystem: Risiko einer Umgebungskontamination ↑

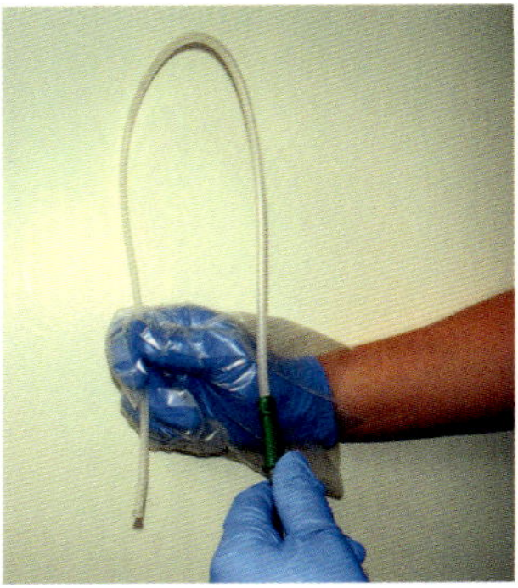

Abb. 3.1 Der Absaugkatheter wird mit einer steril behandschuhten Hand geführt. [M294]

- Absaugkatheter beim Herausziehen um die Finger wickeln, mit umgestülptem sterilem Handschuh entsorgen
- Geschlossenes Absaugsystem: Standzeit laut Hersteller beachten (zwischen 24 Stunden und 7 Tagen), Spülung des Systems **muss** mit steriler Spüllösung erfolgen

WICHTIG

Absaugkatheter sind Sterilgut und entsprechend zu lagern. Eine Lagerung von einigen wenigen Absaugkathetern in der näheren Patientenumgebung ist aus praktischen/sicherheitstechnischen Gründen zu verantworten.

Medikamentenvernebler:
- Material vollständig zusammenstellen, Flächen- und Händedesinfektion
- Medikamente nur aus sterilen Einmalgebinden entnehmen und patientenbezogen anwenden
- Medikamentenvernebler nach 24 Stunden wechseln, Herstellerangaben beachten

Mundpflege bei beatmeten Pat.:
- Dient maßgeblich der Infektionsprävention
- Mechanische Reinigung der Zähne, Zunge und Mundhöhle 2- bis 3-mal täglich um potenziellen Biofilm aufzubrechen
  - Speichel mit Sauger entfernen und orales Assessment durchführen, Beißblock verwenden
  - Zähne und Zahnzwischenräume mit Kurzhaarzahnbürste oder elektrischer Zahnbürste und Zahnpasta bürsten, Mundhöhle ausspülen und Flüssigkeit absaugen

TIPP
Gegebenenfalls spezielle Zahnbürste zum Anschluss an Absauganlage verwenden

  - Tupfer in antiseptische Lösung tauchen und z. B. mit einer Kornzange Mundhöhle auswischen
  - Zungenbeläge mit Zungenreiniger unter leichtem Druck entfernen, erneut die Mundhöhle spülen und absaugen
- Nachbereitung:
  - Tubuslage kontrollieren und Cuffdruck prüfen
  - Lunge auskultieren und ggf. absaugen
  - Gebrauchsgegenstände mit mindestens 70 %-igem Alkohol desinfizieren
  - Mundhöhle mittels Absauggerät von überschüssiger Flüssigkeit befreien

WICHTIG
Erreger, die den Mund besiedeln, gelangen an die Außenwand des Endotrachealtubus und wandern bis zur Blockierung durch den Cuff. Bei minimalen Bewegungen des Cuffs, z. B. durch Husten, können Erreger in die unteren Atemwege gelangen und dort eine VAP hervorrufen. Der Cuffdruck ist vor und nach der Pflegemaßnahme zu prüfen.

23 % der nosokomialen Infektionen gehen auf einen Harnwegsinfekt (HWI) zurück. Davon können 80 % mit einem Harnblasenkatheter in Verbindung gebracht werden [6]. Eine strikte Indikationsstellung, die möglichst frühzeitige Entfernung des Katheters oder der alternative Einsatz von Einmalkathetern (wenn möglich) durch Pat. oder Pflegefachperson können Harnwegsinfekte vermeiden. Infektionsquelle sind häufige Erreger aus dem Gastrointestinaltrakt, meist *E. coli* (ca. 44 %) [6].

Risikofaktoren für HWI bei Blasenkatheter

- Liegedauer des Blasenkatheters
- Reduzierter Immunstatus
- Alter > 50 Jahre
- Biologisches weibliches Geschlecht
- Unsachgemäße Dekonnektion des ableitenden Systems
- Unhygienisches Vorgehen bei der Anlage des Blasenkatheters
- Diabetes mellitus
- Niereninsuffizienz

Hygienisches Anlegen

- Aseptisch arbeiten
- Vorbereitung:
  - Gegebenenfalls Intimtoilette durchführen
  - Hände desinfizieren
  - Persönliche Schutzausrüstung anlegen
  - Flächen desinfizieren
- Material:
  - Sterile Unterlage
  - Sterile Handschuhe
  - Steriles Lochtuch

  - Schleimhautdesinfektionsmittel, z. B. Octenisept®, Betaisadona®
  - 5–6 Kugeltupfer zur Hautdesinfektion
  - Gleitgel (anästhesierend)
  - 1–2 anatomische Pinzetten
  - 10 ml-Fertigspritze mit Aqua dest. oder 8- bis 10 %-ige Glyzerin-Wasserlösung
  - Katheter und Urinbeutel
- Arbeiten nach der Non-Touch-Methode (→ Kap. 11)
- Material mit Peel-off-Technik öffnen und auf steriler Unterlage ablegen
- Kugeltupfer in der Schale mit Desinfektionsmittel tränken
- Desinfektionsreihenfolge beachten (→ Tab. 4.1)
- Einwirkzeit abwarten
- Katheter anlegen

	Weibliche Geschlechtsorgane		Männliche Geschlechtsorgane	
1.	äußere Labien je ein 1 Tupfer	von der Klitoris zum Anus	Eichel	kreisförmig von der Öffnung der Harnröhre nach außen
2.	innere Labien je 1 Tupfer	von der Klitoris zum Anus	Harnröhrenöffnung	Öffnung direkt abwischen
3.	Harnröhrenöffnung 1 Tupfer	kreisförmig von der Öffnung nach außen		

Tab. 4.1 Desinfektion bei Anlage eines Blasenkatheters

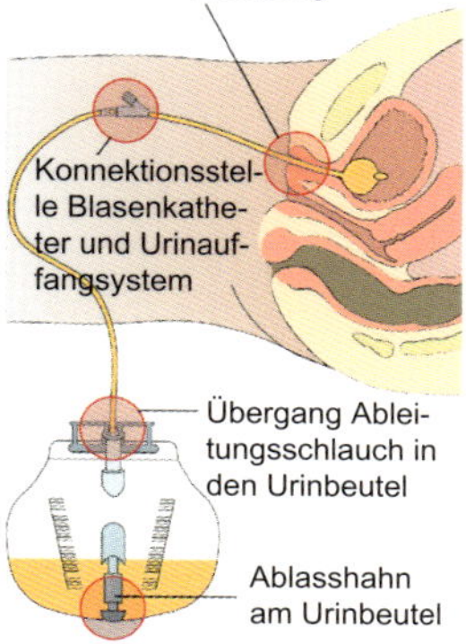

Abb. 4.1 Potenzielle Eintrittspforten bei Blasenkathetern [L190]

Blasenkatheter pflegen

- Indikationsstellung überprüfen (→ Abb. 4.1)
- Liegedauer für entsprechenden Katheter beachten
- Regelmäßige Intimtoilette (mindestens 2-mal täglich), vorzugsweise mit klarem Wasser
- Verkrustungen lösen um Infektionen vorzubeugen
- Bei Rötungen der Harnröhrenöffnung Desinfektion mit Schleimhautdesinfektionsmittel
- Bei Verunreinigung mit Stuhl:
  - Erst Intimtoilette
  - Danach Desinfektion

- Urinbeutel immer unter Blasenniveau anbringen, durchhängende Schlaufen und Bodenkontakt vermeiden
- Flüssigkeitszufuhr und Urinfarbe und -menge beobachten
- 1- bis 2-mal täglich Urinbeutel leeren, Kontakt des Urins mit der Rückflusssperre vermeiden
  - Hände desinfizieren
  - Ablasshahn desinfizieren
  - Auffanggefäß patientenbezogen anwenden und desinfizierend aufbereiten
  - Kontakt zwischen Ablasshahn und Auffanggefäß vermeiden

WICHTIG

- Vor und nach jeder Manipulation am Blasenkatheter Hände desinfizieren
- Keimarme Handschuhe anlegen

WICHTIG

- Blasenkatheter und Harndrainagesystem nicht dekonnektieren
- Ausnahmen: Ärztliche Anordnung (bei urologischen Indikationen) und bei mobilen Pat. der Wechsel des Beinbeutels
- Auf aseptisches Vorgehen achten

Bei *C. difficile* handelt es sich um sporenbildende Bakterien. Sporen sind dauerhafte Überlebensformen. Die Bakterien des *C. difficile* werden durch die Händedesinfektion unschädlich gemacht, nicht aber die Sporen. Deshalb ist die Händewaschung im Anschluss an die Desinfektion notwendig.
Infektionen mit *Clostridioides difficile* (CDI) machen ca. 10 % der nosokomialen Infektionen in Deutschland aus [4]. CDI-Fälle in der ambulanten Versorgung nehmen zu.

Bedeutende Risikofaktoren

- Aktuelle oder vorausgegangene Verabreichung von Antibiotika
- Alter > 65 Jahre
- Hospitalisierung
- Vorausgegangene CDI

Symptome

- Enterokolitis: leichte bis heftige Diarrhö mit breiig-dünnflüssigem Stuhl
- Bei schweren Verläufen:
  - Fieber
  - Blutbeimengung im Stuhl
  - Dehydratation
  - Nierenversagen

Hygienemaßnahmen bei CDI

- Standardisolierung (→ Kap. 14) in Einzelzimmer mit Sanitäranlagen
- Maßnahmen mindestens 2 Tage nach Abklingen der akuten Symptome fortführen
- Schutzkittel und medizinische Einmalhandschuhe vor Betreten des Zimmers anlegen

- Indikationen zur Händedesinfektion beachten (→ Kap. 8), dabei immer erneut Einmalhandschuhe anlegen
- Kontaminationen vermeiden
- Vor dem Verlassen des Zimmers Handschuhe ablegen, Hände erst desinfizieren dann waschen
- Pat. zur Händedesinfektion und anschließenden Händewaschung anhalten
- Tägliche Flächendesinfektion im Zimmer von CDI-Pat., mindestens patientennahe Flächen und Sanitäranlagen:
  - Bakterizid wirkendes Flächendesinfektionsmittel
  - Mechanisches Auftragen/Abwischen erhöht den Desinfektionserfolg
- Medizinprodukte im Zimmer belassen, täglich desinfizieren
- Medizinprodukte, die nicht patientenbezogen angewendet werden können, sporizid desinfizieren
- Wäsche in geschlossenen Behältern sammeln, Durchnässung vermeiden, gegebenenfalls Kunststoff-Übersack verwenden; Wäsche desinfizierend waschen
- Transport von Pat.:
  - Frische Kleidung anlegen
  - Hände desinfizieren und waschen
  - Alle Kontaktflächen des Transportmittels und in der aufgesuchten Funktionsabteilung desinfizieren
- Schlussdesinfektion aller erreichbaren Flächen: Böden, Bett und Nachttisch in sporizider Konzentration unter Berücksichtigung der Einwirkzeit [4]
- Schlussdesinfektion auch in allen Stationsfluren und Nebenräumen der Station, die potenziell kontaminiert sein könnten

Desinfektion

Als Desinfektion wird die chemische Reduktion von Mikroorganismen bezeichnet (→ Tab. 6.1).

Wirkstoff	Bakterien	Bakterielle Sporen	Behüllte Viren	Unbehüllte Viren	Pilze
Alkohol	ja	nein	ja	teilweise	ja
Aldehyd	ja	teilweise	ja	ja	ja
Amine	ja		ja		ja
Biguanide	ja		teilweise		ja
Halogene (Iod)	ja	ja	ja	ja	ja
Peressigsäure	ja	ja	ja	ja	ja
Phenole	ja		ja		ja
QAV/Quats	ja		teilweise		ja
Sauerstoff-abspalter	Ja	ja	ja	ja	ja

Tab. 6.1 Chemische Desinfektion, Einsatz von Desinfektionsmitteln [10]

Anwendungsbereiche von Desinfektionsmitteln

Desinfektionsmittel werden meist nach Art des **Anwendungsbereichs** unterschieden:

- Händedesinfektionsmittel
- Hautdesinfektionsmittel
- Flächendesinfektionsmittel
- Desinfektionsmittel für spezifische Geräte, z. B. Endoskope

Unterschieden wird auch der **Desinfektionsgegenstand/Bereich:**

- Hautdesinfektion/Händedesinfektion (→ Kap. 8)
- Flächendesinfektion
- Raumdesinfektion

- Instrumentendesinfektion
- Wäschedesinfektion

Die Klassifizierung von Desinfektionsmitteln erfolgt auch nach ihrem Wirkbereich. → Tab. 6.2 zeigt Begriffe, die das **Wirkungsspektrum** beschreiben.

	Abtötend	Inaktivierend	An Vermehrung hindernd
Bakterien	bakterizid		bakteriostatisch
	sporizid		sporostatisch
Pilze	fungizid		fungistatisch
Viren	viruzid	alle Viren (behüllte und unbehüllte)	virustatisch
	begrenzt viruzid	nur behüllte Viren	
	begrenzt viruzid plus	nur behüllte Viren **PLUS:** einige unbehüllte Viren, z. B. Noro-, Rota- und Adenoviren	

Tab. 6.2 Wirkungsspektrum von Desinfektionsmitteln

Die Klassifikation von Desinfektionsmitteln nach Wirkstoffen ist bei der Auswahl des richtigen Desinfektionsmittels wichtig und bei der Erstellung von Hygieneplänen (→ Kap. 10) zu berücksichtigen. Eine wichtige Rolle spielen dabei:

- Angaben zur Materialverträglichkeit
- Indikationen und Kontraindikationen
- Kombinierbarkeit und Wechselwirkungen mit anderen Chemikalien

Grundregeln der Desinfektion

- Hygieneplan/Desinfektionsplan beachten (→ Kap. 10)
- Indikationsgerecht anwenden
- Herstellerangaben beachten
- Dosierung/Konzentration beachten

- Einwirkzeit einhalten
- Standzeit überprüfen und einhalten
- Arbeitsschutzmaßnahmen durchführen
- Wischen statt Sprühen → besserer Desinfektionserfolg:
  - Versprühtes Desinfektionsmittel kann Benetzungslücken hinterlassen.
  - Tröpfchen gelangen in die Umgebungsluft und werden eingeatmet.
  - Beim Wischen mit einem getränkten Tuch erfolgt zusätzlich eine mechanische Reinigung.

WICHTIG

Nur saubere Oberflächen können desinfiziert werden.

Desinfektionsmittel öffnen

Viele Desinfektionsmittel werden gebrauchsfertig in geeigneten Verpackungen geliefert.

Umgang beim Öffnen:

- Anbruchdatum und Haltbarkeit gut sichtbar auf der Verpackung dokumentieren
- Verpackung nur mit desinfizierten Händen öffnen
- Halterungen/Spender auf Funktionstüchtigkeit prüfen, reinigen und desinfizieren

WICHTIG

Desinfektionsmittel, die gebrauchsfertig abgepackt sind, dürfen nicht umgefüllt werden.

Desinfektionslösungen ansetzen

- Arbeitsschutzmaßnahmen beachten, geeignete Schutzkleidung anlegen (Schutzbrille, unsterile Handschuhe mit langem Schaft)
- Material bereitstellen

- Herstellerangaben beachten
- Dosierung nur mit geeigneten Instrumenten (Messbecher, Pumpaufsatz usw.)
- Zeitpunkt des Ansetzens gut sichtbar auf der Verpackung dokumentieren
- Konzentrate sicher lagern

Vorgehen bei der Desinfektion

Hautdesinfektion

- Haltbarkeit überprüfen
- Hautdesinfektionsmittel aufbringen:
  - Körperareal mit Desinfektionsmittel bedecken
  - Benetzungslücken vermeiden
- Einwirkzeit nach Herstellerangaben beachten

TIPP

Einige Desinfektionsmittel verfügen über einen **Remanenzeffekt,** das heißt, die Fläche (Gegenstand oder Haut) ist nach der Desinfektion für eine gewisse Zeit vor einer Kontamination geschützt. Die Erregerzahl wird auch nach der Einwirkzeit weiter reduziert. Diesen Effekt nutzt man vor allem bei invasiven Maßnahmen.

Flächendesinfektion

- Die zu desinfizierenden Flächen müssen
  - feuchtigkeitsstabil sein, z. B. aus Edelstahl, Fliesen oder beschichtetem Kunststoff bestehen,
  - glatt und intakt und
  - Ecken und Fugen müssen verschlossen sein.

WICHTIG

Sind Oberflächen beschädigt, uneben, porös o. Ä. ist der Erfolg der Desinfektion nicht mehr gewährleistet.

- Fläche von groben Verschmutzungen befreien
- Geeignetes Desinfektionsmittel anhand der Größe und Oberflächenbeschaffenheit der Fläche auswählen, Hygieneplan beachten
- Hände desinfizieren, Handschuhe zum Schutz der Haut anlegen
- (Ober-)Flächendesinfektion durchführen
- Material entsorgen
- Einwirkzeit beachten
- Handschuhe ablegen, Hände desinfizieren

Häufigkeit der Oberflächendesinfektion:

- **Laufende Desinfektion** wird prophylaktisch durchgeführt und erfolgt mindestens täglich.
- Gezielte Desinfektion:
  - Vor reinen Tätigkeiten
  - Bei erkennbarer Kontamination, Schlussdesinfektion oder in bestimmten Ausbruchssituationen (→ Kap. 1)

Physikalische Desinfektion

Nur für Gegenstände geeignet

- Thermische Desinfektion:
  - Abkochen, Dampf und gespannter Dampf
  - Abflammen von Instrumenten (Laborbereich)
- UV-Strahlen, z. B. Aufbereitung von Wasser

Reinigungs- und Desinfektionsspülen

- Gegenstände mit kaltem Wasser vorreinigen, Schmutz abwaschen und abfließen lassen; Eiweiß-Fehler werden vermieden.
- Gegenstände überlagerungsfrei in die Reinigungs- und Desinfektionsspüle stellen verschließen und Programm wählen.
- Gegenstände werden mehrmalig mit warmem Wasser gespült, Reinigungs- und Desinfektionsmittel laufen in voreingestellter Dosierung hinzu; es wird ausschließlich frisches Wasser verwendet.

- Angestrebte Temperatur und vorgegebene Einwirkzeit einhalten, Oberfläche trocknen lassen.

Reinigung

- Einfachste Methode Mikroorganismen zu entfernen
- Anwendung im Gesundheitswesen sowie im alltäglichen Leben
- Erfolgt turnusmäßig und bei Bedarf durch Reinigungspersonen
- Reinigungsmittel sind im Hygieneplan zu listen, müssen kompatibel sein zu verwendeten Desinfektionsmitteln
- Oberflächen und Gegenstände feucht abwischen (staubbindend)
- Für jedes Zimmer neue Materialien (Lappen, Wischmopp) verwenden

Reinigung, Desinfektion, Sterilisation im Vergleich

- Die Reinigung entfernt einen Teil der Mikroorganismen und stellt die Grundbedingung für eine erfolgreiche Desinfektion dar (3 $\log_{10}$-Stufen, → Tab. 6.3).

Log-Stufe	Keimreduktion in %	Reduktion von ursprünglich 100.000.000 Mikroorganismen auf:
1	90	10.000.000
2	99	1.000.000
3	99,9	100.000
4	99.99	10.000
5	99.999	1.000
6	99.9999	100
7	99.99999	10
8	99.999999	1

Tab. 6.3 Log-Stufen [vgl. auch 10]

- Eine Desinfektion macht den Großteil der pathogenen Mikroorganismen unschädlich. Es geht keine Infektionsgefahr von dem Objekt aus (5 log_{10}-Stufen).
- Bei der Sterilisation werden alle Mikroorganismen vom Sterilgut entfernt, es ist keimfrei (→ Abb. 6.1)

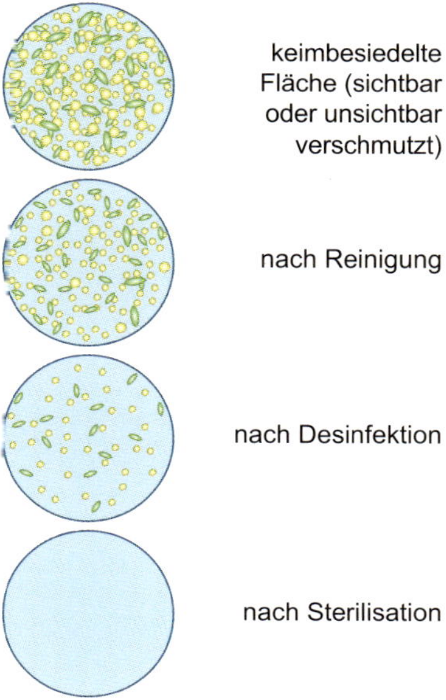

Abb. 6.1 Kontamination nach unterschiedlichen Hygienemaßnahmen [L138]

Aus Sicht der Arbeitssicherheit, des Infektions- und Umweltschutzes ist die fach- und sachgerechte Entsorgung von Abfällen im Krankenhaus unerlässlich. Das Vorgehen wird in unterschiedlichen Gesetzen geregelt, z.B. Kreislaufwirtschaftsgesetz, Landesabfallgesetz, kommunale Abfallsatzungen, Biostoffverordnung.
Praktische Hinweise zur Entsorgung finden sich im einrichtungseigenen Hygieneplan, der auf die jeweiligen regionalen Vorgaben zurückgreift.

Allgemeiner Umgang mit Abfällen

- Hände desinfizieren (→ Abb. 8.1):
  - Vor und nach Kontakt zu Abfällen
  - Vor und nach Kontakt zu potenziell infektiösem Material
- Schutzkleidung verwenden
- Abfallbehälter mit dem Fußpedal öffnen, um die Kontamination der Hände zu vermeiden
- Abfälle möglichst direkt in den Abfallbehälter geben, Zwischenlagerung vermeiden, geschlossene Behälter nicht erneut öffnen
- Befüllungsgrenze des Abfallbehälters beachten, insbesondere bei Sammelbehältern für scharfe und spitze Gegenstände
- Flüssigkeiten in auslaufsicheren/bruchsicheren Gefäßen und/oder mittels saugender Materialien oder Bindemittel entsorgen
- Abfall separat in geeigneten Abfallsammelräumen lagern:
  - Zugang nur für Personal
  - Möglichkeit zur Händedesinfektion geben – vor und innerhalb des Raums
  - Vor Betreten des Raums Schutzkleidung bereitstellen
  - Staub- und Geruchsbelästigung ↓
  - Schädlinge fernhalten

Abfalltransport ist eine „unreine" Tätigkeit und von „reinen" Transporten (frische Wäsche, Sterilgut) und dem Transport von Pat. zu trennen.

Klassifikation von Abfällen

Abfälle werden klassifiziert und je nach Klasse unterschiedlich entsorgt. Auch Abfälle, die auch im privaten Umfeld anfallen, haben eine **Abfallschlüsselnummer;** sie werden nach den kommunalen Vorgaben entsorgt (Papier/Pappe, Kunststoff, Glas ...).
Abfallschlüssel, die ausschließlich im Gesundheitswesen zum Einsatz kommen, zeigt → Tab. 7.1.

Abfallschlüssel	Definition	Sammlung und Entsorgung
180104	mit Blut, Sekreten bzw. Exkreten behaftete Abfälle	• Reißfeste, feuchtigkeitsbeständige und dichte, verschließbare Behälter zur Sammlung verwenden • Nicht umfüllen oder sortieren • Verdichtung durch Komprimieren (außer bei Flüssigkeiten) • Verbrennung in Abfallverbrennungsanlage
180101	gebrauchte Spritzen und scharfe medizinische Instrumente	• Stich- und bruchsichere Behälter nach TRBA 250 • Nicht umfüllen oder sortieren • Befüllungsgrenze beachten • Entsorgung mit 180104
180102	Körperteile, Organabfälle, gefüllte Behältnisse mit Blut und Blutprodukten	• Sorgfältig verschlossene Einwegbehältnisse • Gesonderte Beseitigung in zugelassener Verbrennungsanlage/Sonderabfallverbrennung (SAV)

Tab. 7.1 Abfallschlüssel im Gesundheitswesen

Abfallschlüssel	Definition	Sammlung und Entsorgung
180103 	Abfälle, die mit meldepflichtigen Krankheitserregern behaftet und als infektiös einzustufen sind	• Keine Verwertung, Verdichtung oder Zerkleinerung • Kennzeichnung mit Biohazard-Symbol • Entsorgung als gefährlicher Abfall mit Entsorgungsnachweis: Beseitigung in zugelassener Abfallverbrennungsanlage, z. B. SAV **oder:** Desinfektion in Anlagen und dann Verbrennung mit 180104
180106 und 180107	Chemikalien, die aus gefährlichen Stoffen bestehen oder solche enthalten, z. B. Reinigungs- und Desinfektionsmittelkonzentrate	• Im Gebinde belassen • Kommunale Entsorgungsrichtlinien beachten • Abfallplan/Hygieneplan macht Angaben zur Entsorgung
180108 	zytotoxische und zytostatische Arzneimittel	• Krebserzeugende, erbgutverändernde sowie reproduktionstoxische und deshalb gefährliche Abfälle, z. B. nicht vollständig entleerte Behältnisse mit Flüssigkeitsresten > 20 ml, abgelaufene Produkte, Reste von Trockensubstanzen und Tabletten, stark kontaminierte Unterlagen/PSA • Entsorgung wie 180103 • Kennzeichnung mit Totenkopf Symbol

Tab. 7.1 Abfallschlüssel im Gesundheitswesen *(Forts.)*

Abfallschlüssel	Definition	Sammlung und Entsorgung
180109	Arzneimittel mit Ausnahme derjenigen, die unter 180108 fallen	• Entsorgung über Hausmüll oder als 180104 • Missbräuchlicher Zugriff durch dritte Personen muss verhindert werden!

Tab. 7.1 Abfallschlüssel im Gesundheitswesen *(Forts.)*

WICHTIG

Bei der Entsorgung von Flüssigkeiten im **Abwassersystem** ist die kommunale Abwassersatzung zu beachten.
Antibiotika, die dem Abfallschlüssel 180109 zugeordnet werden, werden **nie** über das Abwassersystem entsorgt, denn Kläranlagen können diese nicht herausfiltern. Durch die nicht sachgemäße Entsorgung von Antibiotika über das Abwassersystem steigt das Risiko für die Bildung von Antibiotikaresistenzen.

Abfälle aus Isolationszimmern

- Abfälle vor dem Herausholen desinfizieren
- Mit einem weiteren Müllsack verpacken (Doppelsackmethode)
- Flüssige Abfälle in auslaufsicheren Behältern entsorgen oder flüssigkeitsbindende Granulate verwenden

Umweltschutz

Einwegmaterial sollte überlegt eingesetzt werden, um Abfälle möglichst zu vermeiden. Auch wirtschaftliche Aspekte sind dabei zu beachten. Die Trennung von Abfällen nach Wertstoffen, ermöglicht Recycling.

Höchste Bedeutung kommt der Händehygiene zu. Die einfachen und effektiven Maßnahmen erzielen eine große Wirkung, um die Verteilung von Keimen zu vermeiden und vor Infektionen zu schützen.
Voraussetzungen:

- Kurz, runde und vor allem saubere Nägel
- Kein Schmuck an Händen und Unterarmen
- Kleine Wunden vor Arbeitsbeginn und bei Bedarf erneut versorgen (Pflaster, gegebenenfalls Handschuhe)
- Regelmäßige Hautpflege

Im Alltag ist das **Händewaschen** ein wichtiger Aspekt der Händehygiene. Im professionellen Umfeld werden die Hände in der Regel

- vor Dienstbeginn,
- nach Dienstschluss,
- nach dem WC-Besuch und
- nach dem Kontakt mit sporenbildenden Bakterien

mit kühlem bis kaltem Wasser und Seife gewaschen und mit Einmalhandtüchern gründlich abgetrocknet.

WICHTIG

Sind die Hände noch feucht, wenn mit der Händedesinfektion begonnen wird, kommt es zur Verdünnung des Desinfektionsmittels. Der Erfolg der Desinfektion ist nicht mehr gewährleistet.

Hygienische Händedesinfektion

Ziel der hygienischen Händedesinfektion ist, Erreger, von denen ein Übertragungs- oder eine Infektionsgefahr ausgeht, zu beseitigen. Die körpereigene Hautflora (Standortflora) wird minimiert, bleibt aber intakt. Fachgerecht ausgeführt trägt die hygienische Händedesinfektion zum Hautschutz durch Rückfettung bei. Händedesinfektionsmittel sind Präparate auf Alkoholbasis, sie verursachen keine Hautschäden.

Die fünf Indikationen zur Händedesinfektion sind (→ Abb. 8.1):

- Vor Patientenkontakt
- Vor aseptischen Tätigkeiten
- Nach Patientenkontakt
- Nach Kontakt mit potenziell infektiösem Material
- Nach Kontakt mit der unmittelbaren Patientenumgebung

Durchführung:

- Eine Hohlhand voll Desinfektionsmittel aus dem Spender entnehmen
- Desinfektionsmittel über die Hände bis zum Handgelenk verteilen
- Individuelle Einreibemethode anwenden (→ Abb. 8.2)
- Hände über die gesamte Zeit von 30 Sekunden einreiben

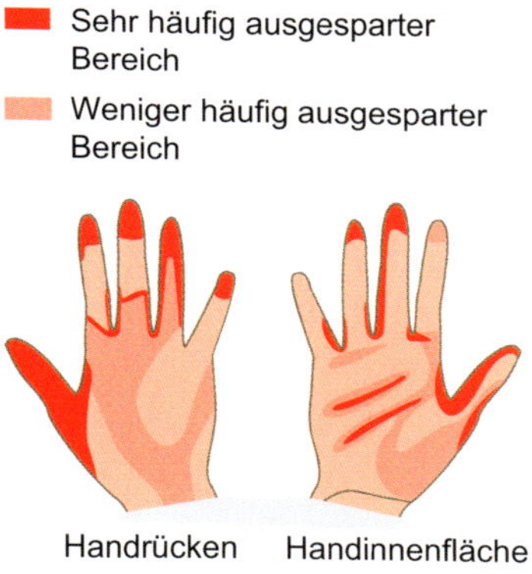

Abb. 8.1 Häufig vernachlässigte Bereiche bei der Händedesinfektion [L138]

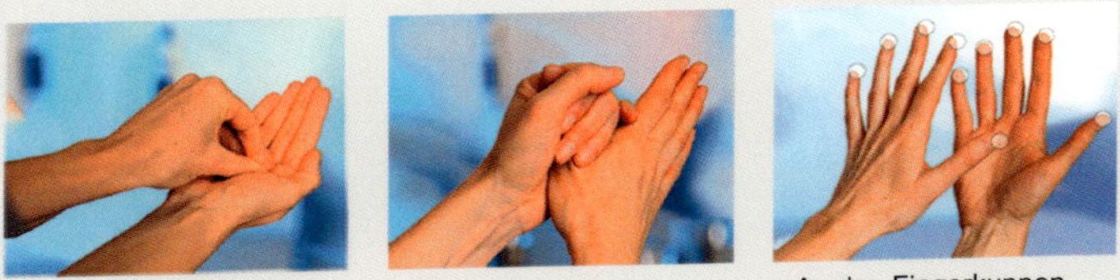

a Dabei wird ausreichend Händedesinfektionsmittel in die trockene hohle Hand gegeben, sodass alle Areale der Hände satt mit dem Präparat benetzt werden können.

b Das Händedesinfektionsmittel wird sorgfältig über 30 s in die Hände eingerieben. Wichtig ist, dass alle Hautpartien erfasst werden. Fingerkuppen und Daumen sind hierbei von besonderer Bedeutung, da sie am häufigsten in direkten Kontakt mit Patienten und potenziell verkeimten Oberflächen kommen.

c An den Fingerkuppen findet sich zudem die höchste Keimdichte im Vergleich mit anderen Hautpartien.

Abb. 8.2 Individuelle Einreibemethode [U120]

TIPP

Um die eigene individuelle Einreibemethode zu überprüfen/zu erlernen, sollte die Händedesinfektion mit Indikatorpräparaten und Schwarzlichtlampe regelmäßig eingeübt werden.

Eingerieben werden:

- Handinnenflächen
- Handrücken
- Fingerzwischenräume
- Fingerkuppen
- Nagelfalz
- Daumen

WICHTIG
Die Hände werden von den Fingerspitzen bis zum Handgelenk desinfiziert. Alle darüber hinaus desinfizierten Hautareale erfordern eine größere Menge an Desinfektionsmittel.

Vorgehen bei Kontamination der Hände

- Punktuelle Kontamination:
  - Kontamination mit einem in Händedesinfektionsmittel getränkten Einmaltuch entfernen
  - Hygienische Händedesinfektion durchführen
- Großflächige Kontamination:
  - Hände unter sanftem Wasserstrahl (kühl bis kalt) vorsichtig abspülen
  - Hände mit Wasser und Seife waschen, Wasserspritzer vermeiden
  - Hände gründlich abtrocknen
  - Hygienische Händedesinfektion durchführen
  - Flächendesinfektion des Waschplatzes durchführen

Einmalhandschuhe können vor großflächigen Kontaminationen schützen.

Besonderheiten:

- **Sporenbildende Bakterien:** nach Versorgung von Pat. mit sporenbildenden Bakterien (z. B. *Costridioides difficile,* → Kap. 5) hygienische Händedesinfektion durchführen, danach Hände mit kühlem Wasser und Seife waschen
- **Schweiß:** Schweiß oder andere Flüssigkeiten verdünnen das Händedesinfektionsmittel → Hände vor der Desinfektion mit Einmaltüchern trocknen oder Menge des Händedesinfektionsmittels erhöhen, um eine Verdünnung zu vermeiden

Händehygiene anleiten

Pat. und besuchenden Personen wird empfohlen,

- vor Betreten des Zimmers,
- beim Verlassen des Zimmers,
- vor der Nahrungsaufnahme,
- nach Nutzung der Sanitäranlagen,
- vor und nach Kontakt zur eigenen Wunde oder zu Schleimhäuten und
- vor dem Zugang zu Risikobereichen, z. B. Intensivstation,

die Hände zu desinfizieren. Jede Pflegefachperson sollte in der Lage sein, zur Händedesinfektion zu informieren und anzuleiten.

Chirurgische Händedesinfektion

- **Ziel:** pathogene Erreger (transiente Flora) vernichten und Standortflora (residente Flora) größtmöglich für die Dauer der Operation/Maßnahme reduzieren
- Gegebenenfalls zuvor chirurgische Händewaschung
- Hände und anschließend Unterarme vollständig mit Händedesinfektionsmittel benetzen
- Einwirkzeit
  - Je nach Herstellerangabe Hautareal ca. 90 bis 120 Sekunden feucht halten
  - Gegebenenfalls Händedesinfektionsmittel nachnehmen
- Eigenverantwortliche Einreibetechnik

Handpflege

- Hände regelmäßig eincremen
- Während der Arbeitszeit nur mit ausgewiesenen Produkten auf Wasserbasis
- Zum Dienstende mit ausgewiesenen Produkten auf Ölbasis
- Auch privat auf ausreichende Handpflege achten

Hepatitis ist eine Entzündung der Leber, die durch unterschiedliche Hepatitisviren ausgelöst wird. Die Unterscheidung (Labornachweis) zwischen Hepatitis A, B und C ist klinisch bedeutsam, wenn es um die Prävention, Therapie und Prognose der Erkrankung geht. Hepatitis-D-Viren benötigen einen Proteinteil des Hepatitis-B-Virus und treten stets gemeinsam auf. Die Leberentzündung, die durch Hepatitis-E-Viren ausgelöst wird, kommt in Europa eher selten vor und verläuft meist mild.

Symptome

Akute Hepatitis (A oder E): Ausheilung innerhalb von 6 Monaten

Hepatitis A

- Prodromalstadium:
  - Übelkeit und Erbrechen
  - Fieber
  - Rechtsseitige Oberbauchschmerzen
  - Reduzierte Allgemeinzustand
- Hepatische Organmanifestation:
  - Geschwollene Leber
  - Schmerzen
  - Gegebenenfalls Ikterus
- Rekonvaleszenz: Müdigkeit, Kraftlosigkeit

Hepatitis E: meist asymptomatisch und selbstlimitierend

Chronische Hepatitis (B oder C): labordiagnostischer Nachweis der jeweiligen Antigene länger als 6 Monate

Hepatitis B

- Rechtsseitige Oberbauchschmerzen
- Fieber
- Appetitverlust
- Später Ikterus

Hepatitis C

- Häufig uncharakteristische und milde Verläufe in der akuten Phase
- Unspezifische Oberbauchschmerzen
- Leistungsknick
- Juckreiz
- Gelenkbeschwerden

TIPP

Ein zuverlässiger Schutz gegen Hepatitis A und B kann durch eine Impfung erreicht werden.

Hygienisches Vorgehen

WICHTIG

Bei einer Nadelstichverletzung besteht das Risiko einer Infektion mit Hepatitis B (D) und C (→ Tab. 9.1). Es sind Sofortmaßnahmen einzuleiten und die Betriebsärztin unmittelbar zu informieren.

Sofortmaßnahmen:

- Blutfluss durch Ausstreichen der Extremität fördern, um Fremdmaterial möglichst vollständig aus der Wunde zu entfernen, keinen Druck auf Wunde ausüben
- Intensive Desinfektion der Wunde:
  - Stichkanal aufspreizen
  - Über 10 Min. desinfizieren - bevorzugt mit alkoholhaltigem Desinfektionsmittel
  - Wunde gesamte Zeit feucht halten

Hepatitis	Virenart	Desinfektionsmittel	Übertragung	Chronifizierung	Hygienemaßnahmen
A	unbehüllt	viruzid	• Indirekte und direkte Übertragung • Fäkal-oral	nein	• Basishygiene • Isolation
E	unbehüllt	viruzid	• Indirekte und direkte Übertragung • Fäkal-oral (zoonotisch [vom Tier auf den Menschen übertragen], Trinkwasser, Blut und Blutprodukte)	selten, bei immunsupprimierten Pat. (1–3 %)	• Basishygiene • Isolation • Erweiterte PSA, die patientenbezogen getragen wird (Schutzkittel, medizinische Einmalhandschuhe)
B (D)	behüllt	begrenzt viruzid (→ Tab. 6.2)	• Direkte Übertragung • Kontakt zu Blut, Blutprodukten, bluthaltigen Ausscheidungen • Sexuell übertragbar • Verletzungen	• 10 % • 70–90 % bei vertikaler Übertragung (Übertragung von der Mutter auf das Kind im Rahmen von Schwangerschaft und Geburt)	• Basishygiene • Erweiterte PSA (Schutzbrille und Mund-Nasen-Schutz bei potenzieller Aerosolbildung und Verspritzungen)

Tab. 9.1 Hygiene bei verschiedenen viralen Hepatitiden

Hepatitis	Virenart	Desinfektionsmittel	Übertragung	Chronifizierung	Hygienemaßnahmen
C	behüllt	begrenzt viruzid	• Direkte Übertragung • Kontakt zu Blut, Blutprodukten, bluthaltigen Ausscheidungen • Sexuell übertragbar • Verletzungen	50–85 %	• Basishygiene • Erweiterte PSA (Schutzbrille und Mund-Nasen-Schutz bei potenzieller Aerosolbildung und Verspritzungen)

Tab. 9.1 Hygiene bei verschiedenen viralen Hepatitiden *(Forts.)*

- Grundlage der Infektionsprävention für die jeweilige Einrichtung
- Verpflichtend, muss aktuellen Standards entsprechen
- Grundlagen:
  - Infektionsschutzgesetz (IfSG)
  - Technische Regel für Biologische Arbeitsstoffe 250 (TRBA 250)
  - Empfehlungen der KRINKO und des RKI
- Form variabel: Tabellen oder Fließtext, Einzeldokumente oder eine Datei
- Erstellung und Überarbeitung durch Hygienefachkräfte
- Umsetzung und Begleitung durch Hygienebeauftragte (= Schnittstelle zu Hygienefachkräften) des jeweiligen Arbeitsbereichs

TIPP

Um Hygienemaßnahmen in der Praxis zu verbessern und zu erleichtern, ist die Rückmeldung aus dem Arbeitsalltag an die Hygienebeauftragten entscheidend.

- Einhaltung und regelmäßige Schulungen für Mitarbeitende verpflichtend
- Aktualität mindestens alle 2 Jahre prüfen
- In großen Einrichtungen gegebenenfalls bereichsspezifische Pläne, z. B. für OP oder Intensivstation

WICHTIG

Alle Personen, die ausgewiesene Bereiche mit speziellen Hygieneanforderungen betreten, müssen durch Fachpersonal adäquat geschult werden. Daraus ergeben sich häufig Anleitungssituationen für Pflegende.

Inhalte

- Hygiene- und Desinfektionspläne

- Händehygiene einschließlich Hautschutz
- Hygienerelevante Pflegeanweisungen/Pflegestandards
- Aufbereitung von Medizinprodukten
- Arbeitsschutz
- Überwachung (Surveillance) nosokomialer Infektionen
- Hygienisch-mikrobiologische und physikalische Routineuntersuchungen
- Abfallentsorgung

Auszüge werden oft an relevanten Stellen ausgehängt, oft in Tabellenform, um schnell einen Überblick zu erhalten. Beantwortet wird meist:

- **Was** ist die Maßnahme?
- **Wann** wird die Maßnahme durchgeführt?
- **Art der Anwendung,** exakte Durchführung
- **Womit** wird die Maßnahme ausgeführt?
- **Wer** muss die Maßnahme durchführen?

Empfehlungen zur inhaltlichen Gestaltung:

- KRINKO empfiehlt, viele Einzelmaßnahmen in situationsspezifischen Maßnahmenbündeln zusammenzufassen → erhöht die Akzeptanz von Hygienemaßnahmen, Etablierung von Routinen
- Zusammenfassung von 2–6 Einzelmaßnahmen

TIPP

Beispiel Präventionsbündel – Infektionen durch Gefäßkatheter vermeiden:

- Peripherer Venenkatheter (PVK) an Hand oder Handrücken anlegen
- Areal desinfizieren, Einwirkzeit abwarten
- Hände vor und nach jedem Kontakt zum PVK desinfizieren
- Indikation prüfen: PVK, die länger als 24 Stunden nicht genutzt werden, entfernen
- Nach Entfernung einer Infusion mit sterilem NaCl 0,9 % (5 ml) nachspülen, dann mit Stopfen verschließen

- **Oberstes Ziel:** Infektionen durch Eindringen von Erregern vermeiden
- Strukturiertes Arbeiten = hygienisches Arbeiten:
  - Arbeitsabläufe planen
  - Pat. einbeziehen/einweisen
- Rahmenbedingungen anpassen (z. B. Fenster und Türen schließen)
- Material bereitlegen und auf Beschädigungen/Haltbarkeit prüfen
- Bei Bedarf gemeinsam arbeiten (Assistenz); komplexe Pflegemaßnahmen oder Tätigkeiten, die eine hohe Anforderung an die Hygiene stellen, zu zweit erledigen

„Rein" und „unrein" trennen

- Flächen desinfizieren und in „rein" und „unrein" einteilen
- „Reinen" und „unreinen" Bereich optisch trennen, z. B. durch Nutzung von Tabletts, Schalen und Folien
- Reine Tätigkeiten:
  - Hände vorher desinfizieren
  - Auf desinfizierten Flächen/Hautarealen arbeiten
  - Gegebenenfalls mit weiterer Hygienebekleidung
  - Abwurf bereithalten, Eignung für Abfallart beachten, z. B. Abwurf für scharfe Gegenstände
- Unreine Tätigkeiten:
  - Abwurf bereithalten, Eignung für Abfallart beachten, z. B. gekennzeichnete Müllsäcke
  - Selbst- und Fremdschutz wegen möglicher Kontaminationen berücksichtigen
  - Im Anschluss Hände desinfizieren

TIPP

Die hygienische Händedesinfektion ist eine verlässliche Maßnahme, um die **transiente Flora** (Erreger, die von außen auf die Haut gelangen und dort temporär bleiben) zu eliminieren und die **residente Flora** (Haut, die mit dem normalen, gesunden Mikrobiom besiedelt ist) zu reduzieren.

Eine Keimfreiheit (Sterilität) ist nicht zu erreichen. Streng genommen erfordern aseptische Tätigkeiten aber Keimfreiheit, um Infektionen vorzubeugen. Ziel ist, die größtmögliche Keimarmut zu ermöglichen, ohne Schaden herbeizuführen.

Aseptische Tätigkeiten

- Tätigkeiten in primär sterilen oder nicht mit potenziell pathogenen Erregern besiedelten Bereichen
- Je nach Anforderung unterschiedliche Hygienemaßnahmen (→ Tab. 11.1)

TIPP

Ein wichtiges Prinzip bei der aseptischen Versorgung, z. B. von Wunden, ist die Non-Touch-Technik.

Grundsätze der Non-Touch-Technik:

- Sterile Instrumente nutzen
- Sterile Handschuhe anlegen (→ Abb. 11.1)
- Relevantes Körperareal nur mit sterilen Materialien berühren

Bereich	Beispiel	Hygienerelevante Maßnahme
Schleimhäute	Verabreichung von Augentropfen	Händedesinfektion
Gefäßsystem	PVK legen	• Händedesinfektion • Keimarme Handschuhe tragen • Hautdesinfektion • Non-Touch-Versorgung der Einstichstelle
	Infusion vom PVK entfernen	• Händedesinfektion • Keimarme Handschuhe tragen • PVK mit sterilem Stopfen verschließen
	ZVK legen	• Händedesinfektion • Schutzkleidung • Hautdesinfektion • Sterile Abdeckung • Steriler Verband
Harnsystem/ Urin	Blasenkatheter leeren	• Händedesinfektion • Keimarme Handschuhe tragen • Ablassventil desinfizieren • Urin ablassen, ohne mit dem Ventil das Auffanggefäß zu berühren • Vor dem Verschließen Ablassventil erneut desinfizieren

Tab. 11.1 Beispiele für aseptische Tätigkeiten

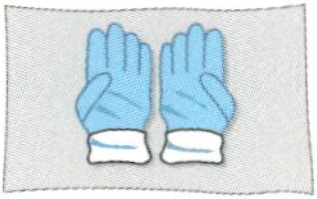

a Verpackung öffnen, ohne die Handschuhe unsteril zu machen.

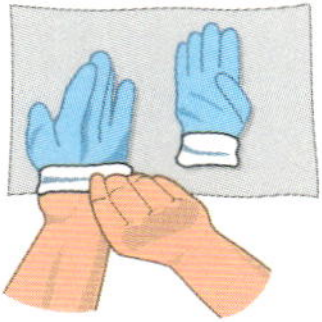

b Erste Hand einführen.

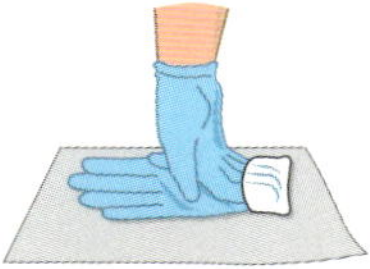

c Zweiten Handschuh ergreifen.

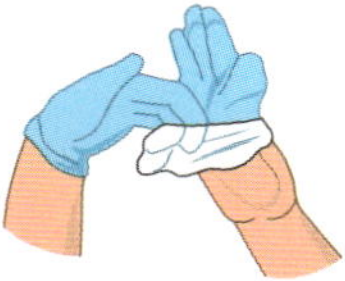

d Handschuh weiter nach unten ziehen, ohne die sterile Außenfläche unsteril zu machen.

Abb. 11.1 Sterile Handschuhe anlegen [L138]

Eine Infektion wird durch das Eindringen von Krankheitserregern in den Körper verursacht. Dabei handelt es sich um pathogene Mikroorganismen wie Viren, Bakterien, Pilze, Parasiten oder Würmer. Ob sich eine klinisch relevante Infektion entwickelt, hängt von verschiedenen Faktoren ab (→ Abb. 12.1):

- Virenlast
- Dauer des Kontakts
- Kontagiosität (Ansteckungsfähigkeit)

Infektionsquellen werden wie folgt unterschieden:

- **Endogene Infektionsquelle:**
  - Bakterien aus dem eigenen Verdauungstrakt
  - Bakterien von der Hautoberfläche
- **Exogene Infektionsquelle:**
  - Krankheitserreger aus der belebten Umwelt
  - Krankheitserreger aus der unbelebten Umwelt

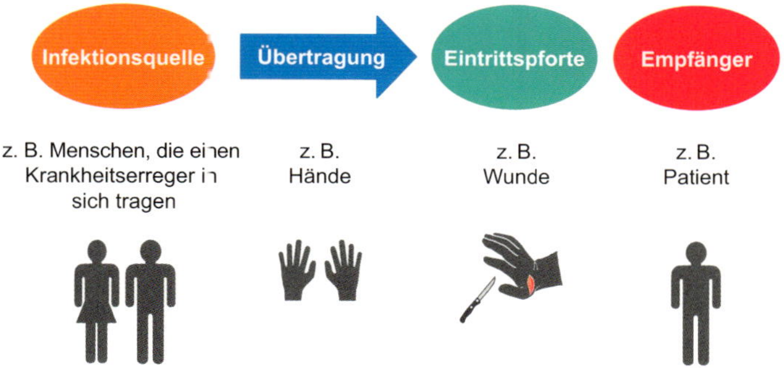

Abb. 12.1 Infektionskette [L143]

Folgende Übertragungswege sind möglich:
- **Direkte Übertragung:** Weitergabe der Erreger von Mensch zu Mensch
- **Indirekte Übertragung:** Weitergabe der Krankheitserreger über Gegenstände, z. B. Türkliniken, an andere Menschen

Als Eintrittspforten kommen infrage:
- **Natürliche Eintrittspforten:**
  - Nasen- und Rachenraum
  - Augen
  - Anus
  - Vagina
  - Harnröhre
  - Nabel bei Früh- und Neugeborenen
- **Künstliche Eintrittspforten:**
  - Wunden
  - Stoma
  - Katheter

Die Lebensumstände und Immunlage des Infektionsempfängers entscheiden maßgeblich darüber, ob eine Infektion entsteht.

Die 5 klassischen Infektionszeichen dienen der Beobachtung und Überwachung von Infektionsgeschehen:
- Schmerz (Dolor)
- Rötung (Rubor)
- Überwärmung (Calor)
- Schwellung (Tumor)
- Funktionseinschränkung (Functio laesa)

Nosokomiale Infektionen sind Infektionen, die mit dem Aufenthalt in einer Klinik in Verbindung gebracht werden. Die häufigsten Infektionen, die nach oder während eines Klinikaufenthalts beobachtet werden, sind:

- Atemwegsinfektionen
- Harnwegsinfektionen
- Wundinfektionen

WICHTIG

Die Unterscheidung zwischen nosokomial und ambulant erworbenen Infektionen kann unter Umständen den Therapieerfolg beeinflussen, da nosokomiale Infektionen meist schwerer verlaufen.

- Gesetzliche Grundlage bei Infektionsausbrüchen (→ Kap. 1) bildet das Infektionsschutzgesetz (IfSG).
- Einige Infektionskrankheiten (oder auch der Verdacht auf diese) sind beim Gesundheitsamt zu melden.
- Die Meldung ist unverzüglich einzureichen – innerhalb von 24 Stunden.
- Zur Meldung verpflichtet sind:
  - Die Infektion diagnostizierende Mediziner
  - Den Erregernachweis erbringende Labore

Aktuelle Vorgaben können beim Robert Koch-Institut abgerufen werden. Zudem sind länderspezifische Vorgaben zu beachten.

Vorbereitung

- Zubereitung von Injektions- oder Infusionslösungen = aseptische Tätigkeit
- Hände und Flächen desinfizieren
- Flaschen auf Haltbarkeit und Defekte prüfen
- Lösung auf Verfärbung und Trübung prüfen
- Material mit Peel-off-Technik öffnen

WICHTIG

Gummiseptum von Injektionsflaschen mit alkoholischem Desinfektionsmittel desinfizieren, Einwirkzeit beachten!
Ausnahme: Hersteller gewährleistet Sterilität des Gummiseptums.

- 6-R-Regel beachten
  1. Richtiger Patient – Identifikation laut Standard
  2. Richtiges Medikament – Abgleich des Markennamens und des Wirkstoffs auf der Verpackung/Medikamentenzubereitung mit Medikationsplan
  3. Richtige Dosierung – Abgleich der Dosierung auf der Verpackung/Medikamentenzubereitung mit Medikationsplan
  4. Richtige Applikationsform –Abgleich der Applikationsform auf der Verpackung/Medikamentenzubereitung und der Anordnung
  5. Richtige Zeit – Applikationszeitpunkt auf Anordnung überprüfen
  6. Richtige Dokumentation – Dokumentation der vorab geprüften Informationen und der Durchführung (ggf. Komplikationen) in allen relevanten Dokumenten
- Bei Anbruch von Mehrfachentnahmebehältnissen:
  - Anbruchdatum und Verwendungsdauer auf Behältnis notieren
  - Herstellerangaben beachten
  - Verwendung von Mehrfachentnahmekanülen (Spikes, → Abb. 13.1) bevorzugen

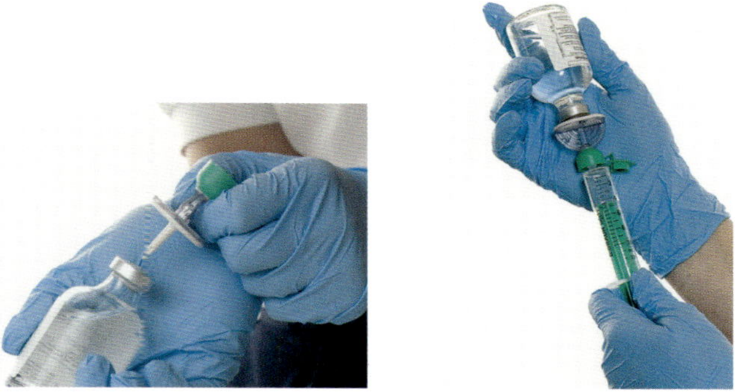

a) Spike in Stechampulle stechen

b) Medikament durch Spike entnehmen

Abb. 13.1 Verwendung einer Mehrfachentnahmekanüle [J747]

- Bei Entnahme mit Einmalkanülen:
  - Für jede Entnahme neue Kanüle verwenden
  - Gummiseptum vor jeder Entnahme desinfizieren
- Bei offenen Mehrfachentnahmebehältnissen mit Filtern:
  - Vor Entnahme desinfizieren
  - Einwirkzeit und Trocknungszeit beachten
- Jede Entnahme mit neuer Spritze
- Spritze nur an der Stempelplattform berühren
- Injektions- und Infusionslösungen erst unmittelbar vor der Anwendung zubereiten
- Lange Standzeit
- von Injektions- und Infusionslösungen vermeiden

Injektionsarten

- Die Ansprüche an das hygienische Vorgehen unterscheiden sich, Einteilung nach Infektionsrisiko.
- Injektionen, die von Pflegefachpersonen durchgeführt werden, gehören fast ausschließlich der Risikogruppe 1 an (→ Tab. 13.1).

Risikogruppe	Punktionsart	Tupfer	Schutzkleidung
1	i. c.	keimarm	keine
	s. c.	keimarm	keine
	i. v.	keimarm	medizinische Einmalhandschuhe
	i. m.	keimarm	keine
2	i. m. (Risikopat., Injektion von Glukokortikoiden, gewebetoxische Substanzen)	steril	keine

Tab. 13.1 Risikogruppen von Injektionsarten

- Als keimarme Tupfer gelten:
  - Bei der Herstellung sterilisierte Tupfer, z. B. aufgerollte Zellstofftupfer
  - Nach Entnahme aus Sterilgutverpackung geschützt gelagerte Tupferrolle, z. B. in einem davor vorgesehenen Container mit Ausgabelasche; ungebrauchte, aber entnommene Tupfer → verwerfen
  - Einzeln verpackte, in Desinfektionsmittel getränkte Tupfer
- Nach Injektion/Punktion (Risikogruppe 1): Eintrittsstelle mit keimarmem Wundschnellverband verschließen

WICHTIG

Vorsichtiger Umgang mit Kanülen/Lanzetten, um Stichverletzungen zu vermeiden:

- Kanülen/Lanzetten direkt in Sharp-Container entsorgen
- Bei möglichem Kontakt mit Blut Handschuhe tragen

Hygienisches Vorgehen bei Injektion der Risikogruppe 1

- Hände und Flächen desinfizieren
- Material zusammenstellen
- Hände erneut desinfizieren
- Einstichstelle aufsuchen und inspizieren
- Hände desinfizieren
- Haut desinfizieren, Einwirkzeit beachten
- Injektion
- Wundschnellverband anlegen

TIPP

Bei Nutzung eines Insulinpens sind die gleichen Hygienemaßnahmen wie bei einer s. c. Injektion mit Spritze und Kanüle zu ergreifen. Bei jeder Injektion ist eine neue Nadel zu verwenden.

TIPP

Eine Blutentnahme ist zwar weder eine Injektion noch eine Infusion, hier gelten jedoch ähnliche Anforderungen an die Hygiene. Sowohl bei der Entnahme mittels Lanzette oder Stechhilfe als auch bei der Entnahme mittels Kanüle sind keimarme Tupfer und medizinische Einmalhandschuhe zu verwenden.

- Ziel: Personen vor Übertragung von Krankheitserregern schützen
- Wirkt Übertragung einer Kontaktinfektion entgegen
- Zimmer mit erforderlichen Hygienemaßnahmen kennzeichnen
- Aktive Isolierung/Quellenisolation (→ Abb. 14.1):
  - Räumliche Trennung mit zusätzlichen Verhaltensvorschriften
  - Notwendig bei Pat. mit bestimmten Infektionskrankheiten, z. B. Norovirus, MRSA

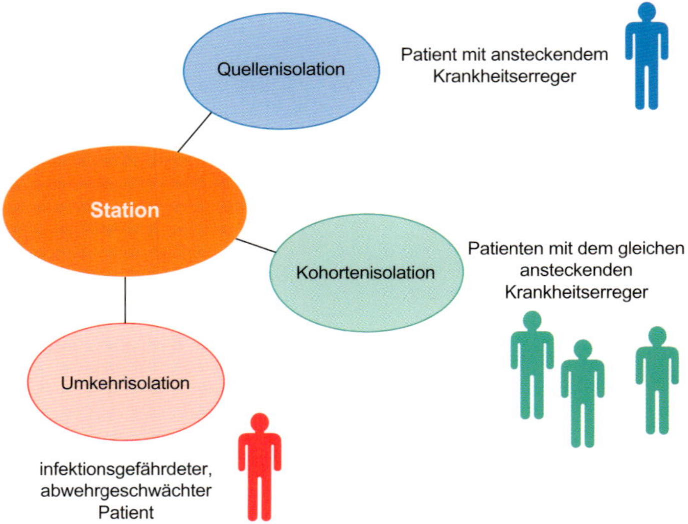

Abb. 14.1 Arten der Isolierung [L143]

- Passive Isolierung/Schutzisolierung/Umkehrisolation:
  - Abwehrgeschwächte Pat. vor infektiösen Erregern schützen, z. B. Pat. mit onkologischer Intensivtherapie, vor Organtransplantation
  - Je nach Schwere der Immunsuppression weitreichende Verhaltens- und Hygienemaßnahmen
- Kontaktisolation:
  - Einzelzimmer mit personengebundenen Sanitäranlagen
  - Schutzkittel (patientenbezogen, täglich wechseln)
  - Mund-Nasen-Schutz bei Gefahr einer Tröpfcheninfektion
  - Medizinische Einmalhandschuhe
  - Alle Pflegeutensilien nur patientenbezogen einsetzen
- Strikte Isolierung:
  - Bei aerogener Übertragung, z. B. Tuberkulose der Atemwege
  - Alle Maßnahmen der Kontaktisolierung
  - Einmal-Schutzkittel verwenden, vor dem Zimmer anlegen, beim Verlassen in dafür vorgesehenen Abfallbehälter entsorgen
  - Potenziell infektiöses Material im Isolierzimmer entsorgen
  - Besucherzahl einschränken
  - FFP2-Masken
  - Gegebenenfalls spezielle Anforderungen an die laufende und Schlussdesinfektion
- Kohortenisolation:
  - Gemeinschaftliche Unterbringung von Pat. mit identischer Infektionskrankheit
  - Nur bei mikrobiologischem Erregernachweis
  - Kann in Ausbruchssituationen auf komplette Station oder Klinik ausgedehnt werden
- Quarantäne: besonders strikte Form der Isolierung bei gemeingefährlichen Infektionskrankheiten

Bei sonstigen Kranken sowie Krankheitsverdächtigen, Ansteckungsverdächtigen und Ausscheidern kann angeordnet werden, dass sie in einem geeigneten Krankenhaus oder in sonst geeigneter Weise abgesondert werden. Bei Ausscheidern gilt dies jedoch nur, wenn sie andere Schutzmaßnahmen nicht befolgen, befolgen können oder befolgen würden und dadurch ihre Umgebung gefährdet wäre.

- **Absonderung:** behördlich angeordneter Aufenthalt von „Kranken sowie Krankheitsverdächtigen, Ansteckungsverdächtigen und Ausscheidern [...] in einem geeigneten Krankenhaus oder in sonst geeigneter Weise" (§30 IfSG)
- Ganze oder teilweise Untersagung der Berufsausübung, vor allem in Einrichtungen wie Kindergärten, Pflegeeinrichtungen und Praxen, nach §31 IfSG möglich

WICHTIG

Isolierzimmer müssen gekennzeichnet werden. Die notwendigen Hygienemaßnahmen müssen klar erkennbar vor dem Betreten des Zimmers ausgewiesen sein. Bevor Besucher oder (medizinische) Laien, z. B. Handwerker, das Isolierzimmer betreten, ist eine Einweisung durch fachkundiges Personal unumgänglich. Es ist außerdem im Rahmen des Datenschutzes dafür zu sorgen, dass keine Rückschlüsse auf die isolierte Person und deren Erkrankung gezogen werden können.

Neben dem eigentlichen Zweck von Kleidung werden an Arbeitskleidung weitere Anforderungen gestellt:

- Optische Zuordnung zur Institution und dem jeweiligen Arbeitsbereich
- Hygienische Anforderungen

Regulär besteht die Arbeitskleidung in der Pflege aus

- Kasak (kurzärmlig) und
- Hose,

die der desinfizierenden Aufbereitung standhalten.

Wäsche wird von einer zertifizierten Wäscherei aufbereitet.

- Täglicher Wechsel empfohlen, maximale Tragedauer 2 Tage.
- Bei Verschmutzung ist Arbeitskleidung zeitnah zu wechseln.
- Auf eine ausreichende Anzahl an Kleidungsstücken muss geachtet werden.

WICHTIG

Die Arme müssen frei bleiben, um die hygienische Händedesinfektion erfolgreich durchführen zu können. Das Tragen von langärmligen Kleidungsstücken ist untersagt. Institutionen wie das RKI, die Deutsche Gesellschaft für Krankhaushygiene und die Berufsgenossenschaft Gesundheits- und Wohlfahrtspflege sind sich einig, dass nur kurzärmlige Kleidung eine wirksame hygienische Händedesinfektion ermöglicht [1, 3].

Anforderungen an **Schuhe:**

- Rutschhemmende Sohle
- Abwischbar
- Zur Desinfektion geeignet
- Vorne geschlossen
- Mit Fersenriemen

Bereichskleidung darf meistens nur im ausgewiesenen Bereich getragen und muss beim Verlassen abgelegt werden.
Umkleidekabinen sind so zu organisieren, dass
- private Kleidung und Schmuck auf der unreinen Seite abgelegt werden,
- eine hygienische Händedesinfektion durchgeführt werden kann und
- lediglich mit Unterwäsche zur reinen Seite gewechselt wird, wo die Bereichskleidung angelegt wird.

Hygienebekleidung

Zum Schutz vor Infektionen wird Hygienebekleidung verwendet. In der Regel handelt es sich um Einmalmaterial:
- Mund-Nasen-Schutz
- Haarhaube
- Sterile Handschuhe
- Steriler Kittel

Der Schutz der Pat. steht im Vordergrund.

Persönliche Schutzausrüstung

Die persönliche Schutzausrüstung dient dem Schutz der ausführenden Person. Es kommen sowohl Einmalmaterialien als auch Mehrwegartikel zum Einsatz:
- Augenschutz
- Atemschutzmaske
- Schutzhandschuhe, z. B. keimarme Vinylhandschuhe bis hin zu Bleihandschuhen in der Radiologie
- Schutzkleidung, z. B.
  - Vorbinder
  - Einmalkittel
  - Ganzkörperanzug

Unterscheidung und Anwendung

Oft sind Hygienebekleidung und persönliche Schutzausrüstung nicht klar abzugrenzen, z. B. dient eine Haarhaube dem Schutz des OP-Felds vor Mikroorganismen, aber auch der tragenden Person als Schutz vor Kontaminationen.

In die fachgerechte Anwendung von Hygienebekleidung und persönlicher Schutzausrüstung sind die Mitarbeitenden einzuweisen.

Regeln zur Nutzung eines **Mund-Nasen-Schutzes** in der Berufspraxis:

- Hygienische Händedesinfektion durchführen
- Mund-Nasen-Schutz entnehmen und überprüfen
- Nasenbügel vorformen
- Maske platzieren und Nasenbügel bei Bedarf korrigieren
- Haltebänder fixieren
- Sitz prüfen
- Nach Verwendung (Ende der Tätigkeit oder bei Durchfeuchtung):
  - Hygienische Händedesinfektion durchführen
  - Mund-Nasen-Schutz an den Haltebändern lösen und verwerfen
- Hände desinfizieren

Regeln zur Nutzung von keimarmen **Handschuhen:**

- Hände desinfizieren und Handschuhe entnehmen
- Handschuhe anlegen, Sichtkontrolle auf Beschädigungen
- Tätigkeit durchführen, empfohlene maximale Tragedauer beachten (meist 15–20 Min.)
- Handschuhe ohne weitere Kontamination, vor allem des Abwurfdeckels und der eigenen Hände, abwerfen (→ Abb. 15.1)
- Hände desinfizieren

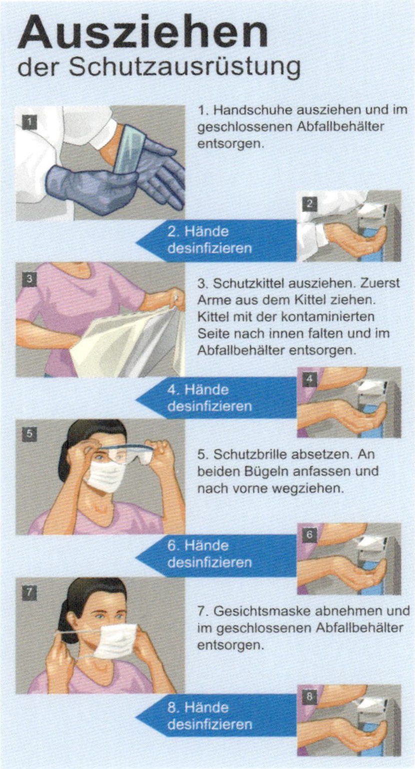

Abb. 15.1 Schutzausrüstung ausziehen [U120]

- Alle Apparate, Instrumente und Gegenstände, die für die Diagnose oder Therapie am Menschen vorgesehen und keine Arznei- oder Lebensmittel sind, z. B.:
  - Kleine Geräte wie Blutdruckmessgeräte, Fieberthermometer, BZ-Messgeräte
  - Beatmungsgeräte, Dialysegeräte
  - Rollboard, Lifter, Wechseldruckmatratzen
  - Chirurgische Instrumente (Einweg oder Mehrweg)
  - Software zur diagnostischen oder therapeutischen Entscheidungshilfe bei medizinischen Maßnahmen
- Medizinprodukterecht-Durchführungsgesetz (MPDG) = nationale Umsetzung der EU-Verordnung „Medical Device Regulation"; regelt Zuordnung der Medizinprodukte in Risikoklassen; Ausnahme: In-vitro-Diagnostika
- Unterteilung gibt Auskunft über möglichen Schaden bei Fehlern oder Funktionsausfall des Medizinprodukts durch unsachgemäße Anwendung oder fehlerhafte hygienische Aufbereitung [7]
- Klar eingegrenztes Anwendungsgebiet eines jeden Medizinprodukts, keine Zweckentfremdung erlaubt

WICHTIG

Medizinprodukte dürfen nicht auf dem Boden gelagert werden, da der Boden immer als kontaminiert anzusehen ist.

Medizinprodukte anwenden

Bevor eine Person ein Medizinprodukt anwenden darf, ist eine Schulung/Einweisung durchzuführen, je nach Medizinprodukt durch:

- Hersteller oder Personen, die durch den Hersteller befugt wurden, in dessen Namen zu handeln → Einweisung einer von der Einrichtung befugten Person (Gerätebeauftragte); Ersteinweisung umfasst weiterriechende Informationen zum Gerät

- Gerätebeauftragte oder Ersteinweiser → Weitergabe von anwendungsrelevantem Wissen an medizinisches Personal
- Eingewiesene Anwender → Einweisung neuer Mitarbeitender, sofern durch Hersteller erlaubt; abhängig von der Klassifizierung des Medizinprodukts

Hygienische Aspekte der Anwendung gehören ebenso zur Schulung/Einweisung wie sicherheitsrelevante Aspekte.

Bei der Aufbereitung von Medizinprodukten werden unterschiedliche Anforderungen an das Endergebnis gestellt (→ Tab. 16.1).

Definition	Einsatzbereich	Art der Aufbereitung
unkritische Medizinprodukte	Berührung mit intakter Haut	Reinigung/Desinfektion
semikritische Medizinprodukte	Berührung mit Haut/Schleimhaut oder krankhaft veränderter Haut	weitere Unterteilung: A: Sichtkontrolle des Instruments/der Verschmutzung möglich, z. B. Spekula, Otoskop B: Sichtkontrolle des Instruments/der Verschmutzung nicht möglich, z. B. Gastroskop
kritische Medizinprodukte	invasiver Einsatz/Durchdringung von Haut oder Schleimhaut	weitere Unterteilung: A: Sichtkontrolle größtenteils möglich, dampfsterilisierbar, z. B. allgemeinchirurgische Instrumente wie Wundhaken, Nadelhalter B: Sichtkontrolle nur teilweise möglich, dampfsterilisierbar, z. B. minimal invasive Instrumente C: mit Lumina = Sichtkontrolle unmöglich, nicht dampfsterilisierbar, z. B. Angioskope

Tab. 16.1 Aufbereitung von Medizinprodukten [8]

Bakterien schützen sich vor fremden Mikroorganismen durch:

- Mutationen im Erbgut der Bakterien
- Aufnahme von Resistenzgenen aus der Umwelt

Bei der Aufnahme von multiplen Resistenzgenen entstehen multiresistente Erreger (MRE). MRE sind gegen mehrere Antibiotika resistent, die Behandlung mit gängigen Antibiotika bleibt wirkungslos.
MRE entstehen durch zu häufigen, zu langen und unsachgemäßen Antibiotikaeinsatz

- Im Gesundheitswesen
- In der Landwirtschaft

Antibiotika

- Einteilung von Antibiotika:
  - Bakteriostatische Antibiotika hemmen das Wachstum der Bakterien.
  - Bakterizide Antibiotika töten Bakterien.
- Antibiotika greifen physiologische Vorgänge der Bakterien an und stören deren
  - Folsäurestoffwechsel,
  - Eiweißsynthese,
  - DNA-Replikation und
  - Zellwandsynthese.

Der Therapieerfolg hängt maßgeblich vom Wirkungsspektrum des Antibiotikums ab. Penicilline beispielsweise wirken bei Infektionen mit Streptokokken und Pneumokokken. Werden sie bei Infektionen mit Enterokokken eingesetzt, bleibt ein Therapieerfolg aus.

WICHTIG

Antibiotika sollten nach strenger Indikationsstellung verordnet werden, optimalerweise nach einem Antibiogramm.

Folgende Erreger gelten als problematisch:

- Enterokokken
  - *Enterococcus faecalis* und *Enterococcus faecium*
  - Extended spectrum Beta-Lactamasen (ESBL) produzierende Enterokokken
  - Vancomycin-resistente Enterokokken (VRE)
  - *Klebsiella pneumoniae*
- Multiresistente gramnegative Stäbchen (MRGN)
  - *Escherichia coli*
  - Serratien
- Methicillin-resistente Staphylokokken (MRSA)

WICHTIG

Multiresistente Erreger können unerkannt und ohne gesundheitliche Probleme zu verursachen auf Menschen leben. Diese Personen werden als Träger bezeichnet. Kommt es aber zu einem geschwächten Immunstatus oder zu einer Wunde, kann es gefährlich werden.
Nicht jeder MRE-Befall wird erkannt, löst eine Infektion aus oder ist behandlungsbedürftig.

Abstrich zum MRE-Screening

- Hände desinfizieren
- Die Wahl der Abstrichorte wird maßgeblich vom potenziell vorhandenen Erreger beeinflusst:
  - Schleimhäute: Nasenhöhle, Rachen (→ Abb. 17.1), Wunden, Enddarm
  - Haut
  - Achseln
  - Leiste
- Mit Wattetupfer über das Areal streichen
- Tupfer unverzüglich ins Nährmedium geben und beschriften

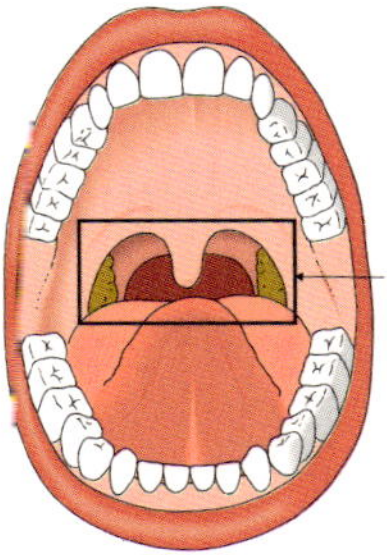

Abb. 17.1 Rachenabstrich [L190]

WICHTIG

Der Abstrichort darf vor dem Abstrich nicht desinfiziert werden. Bei Screenings auf MRE, z. B. vor Aufnahme, wird meist ein Abstrich des Nasen-Rachen-Raums (MRSA und VRE) sowie des Enddarms (MRGN und ESBL) durchgeführt.

Sanierung von MRSA-Trägern

- **Phase A:** Screening, Anfertigung eines Antibiogramms.
- **Phase B:** Behandlung mit wirksamen Antibiotika; bei sanierungshemmenden Faktoren, z. B. Wunde oder Katheter, Heilung abwarten.
- **Phase C:** ca. 2–4 Tage Pause.
- **Phase D:** Erfolgskontrolle, 3 negative Abstriche an 3 aufeinanderfolgenden Tagen erforderlich.
- **Phase E:** Kontrollabstrich, 50 % der sanierten Personen sind innerhalb eines Jahres erneut mit MRSA besiedelt; Kontrolle nach:
  - 1 Monat

  - 3–6 Monaten
  - 12 Monaten
- **Phase F:** nach 12 Monaten und einem negativem MRSA-Abstrich gelten Personen als MRSA-frei.

TIPP

Personen mit vorausgegangener MRSA-Besiedlung müssen bei Aufnahme in Kliniken gescreent und bis zum Ergebnis prophylaktisch isoliert werden.

Noroviren kommen weltweit vor, die meisten Erkrankungen in Deutschland treten von Oktober bis März auf.

Noroviren lösen eine Gastroenteritis mit folgenden Symptomen aus:

- Starke Diarrhö
- Schwallartiges Erbrechen
- Abdominale Schmerzen, Übelkeit, Kopfschmerzen, Myalgien

Infektionswege

- Sehr hohe Infektiosität, geringe Mengen von Viruspartikeln reichen zur Infektion.
- Viruspartikel werden mit dem Stuhl und Erbrochenem ausgeschieden.
- Übertragung:
  - Fäkal-oral, z. B. Handkontakt mit kontaminierten Oberflächen
  - Oral, Viruspartikel in der Luft, durch schwallartiges Erbrechen freigesetzt
- Inkubationszeit 6 bis 50 Stunden.

Hygienemaßnahmen

- Konsequente Händehygiene
- Isolierung mit eigenem WC, gegebenenfalls Kohorten-Isolierung (→ Kap. 14)
- Schutzkleidung:
  - Medizinische Einmalhandschuhe
  - Schutzkittel
  - Mund-Nasen-Schutz
- Desinfektionsmittel mit Wirkspektrum „begrenzt viruzid PLUS" oder „viruzid" (→ Tab. 6.2):
  - Patientennahe Flächen desinfizieren
  - Sanitäranlagen häufig desinfizieren

  - Türgriffe und Lichtschalter desinfizieren
  - Kontaminierte Flächen gezielt reinigen und desinfizieren
- Pflegeutensilien nur patientenbezogen anwenden
- Wäsche in geschlossenen Wäschesäcken transportieren und chemo-thermisch aufbereiten (viruzid)

WICHTIG

Der Transport von Pat. mit Noroviren birgt ein hohes Infektionsrisiko. Ist ein Transport zwangsläufig nötig, sollte die betroffene Person einen Mund-Nasen-Schutz tragen und das Bett sowie die Kleidung sollten möglichst kontaminationsfrei sein.Die Infektion mit einem Norovirus ist durch den massiven Flüssigkeitsverlust riskant, vor allem für ältere Personen sowie Säuglinge und Kleinkinder.

- Verlegung vermeiden
- Personenbewegung zwischen Ausbruchsort und übrigen Stationen einschränken
- Neuaufnahme von Pat. erst nach Berücksichtigung der Inkubationszeit und erfolgreicher Schlussdesinfektion

WICHTIG

Auch nach Abklingen der akuten Symptome besteht die Gefahr einer Erregerübertragung. Hygienemaßnahmen, vor allem die sorgfältige Händehygiene, müssen für mindestens 2 Tage fortgesetzt werden.

- Umgang mit PVK als PVK-Präventionsbündel im Hygieneplan (→ Kap. 10) berücksichtigen
- Wahl des richtigen Anlageorts dient der Infektionsprävention:
  - Hand oder Unterarm – geringeres Risiko für eine Blutstrominfektion (BSI)
  - Ellenbeuge – höheres Risiko für eine BSI

WICHTIG

Periphere Venenkatheter, die in Notsituationen gelegt wurden, sind standardmäßig spätestens nach 24 Stunden zu entfernen und an anderer Stelle neu anzulegen.

Peripheren Venenkatheter anlegen

- Nur durch geschulte Fachperson
- Hände desinfizieren
- Flächen desinfizieren
- Material bereitstellen
- Haut desinfizieren:
  - Desinfektionsmittel mit Remanenzeffekt (→ Kap. 6), z. B. Octenisept
  - Wischen: steriler Gazetupfer, der mit Antiseptikum getränkt ist
  - Sprühen: Hautdesinfektionsmittel aufsprühen und unmittelbar abwischen, erneut aufsprühen und Einwirkzeit abwarten (→ Abb. 19.1)
  - Punktion ohne weiteren Kontakt zur Einstichstell oder des direkten Umfelds beginnen

WICHTIG

Sprühen – Wischen – Sprühen – **Einwirkzeit abwarten** – Punktieren

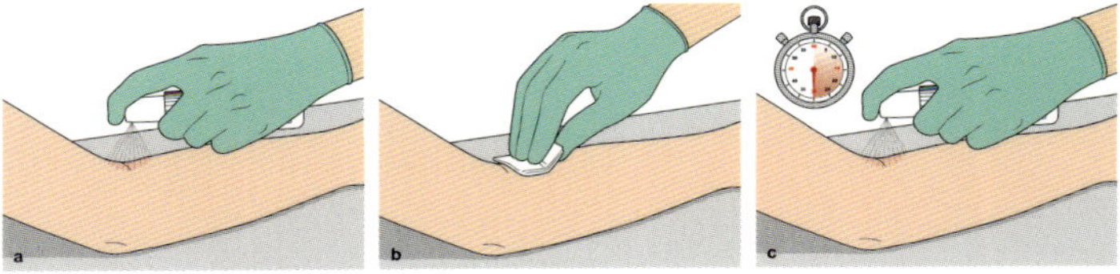

Abb. 19.1 Hautdesinfektion vor Anlage eines PVK [L264]

- Material immer mit Peel-off-Technik öffnen
- Punktionsstelle nach Desinfektion nur mit sterilen Materialien berühren, Gefäß nicht erneut tasten
- Nach Punktion und Funktionsprüfung:
  - Steriles Verbindungsstück an PVK anschließen und mit sterilem NaCl 0,9 % spühlen
  - Klemme des Verbindungsstücks schließen
  - Luer-Lock-Verschluss des Verbindungsstücks (→ Abb. 19.2) desinfizieren
  - Infusion anschließen und Klemme öffnen oder Verbindungsstück (mit NaCl 0,9 % geblockt) mit sterilem Stopfen verschließen
  - Verbindungsstück schlaufenförmig fixieren um Zug auf PVK zu vermeiden

Periphere Venenkatheter pflegen

- Indikationsstellung prüfen, gegebenenfalls PVK entfernen
- Verband 1- bis 3-mal täglich prüfen:
  - Transparente Folienverbände: Einstichstelle inspizieren

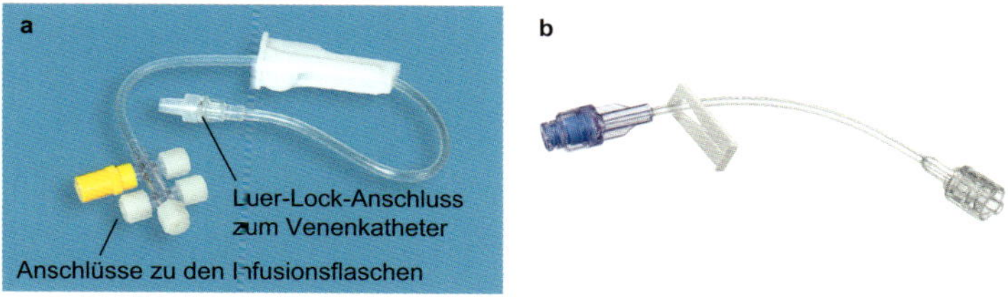

Abb. 19.2 Potenzielle Eintrittspforte für Erreger in Infusionssysteme [K115, U223]

  - Pflasterverbände: Hände desinfizieren; Einstichstelle palpieren; bei Pat., die keine Auskunft geben können, täglich Verband wechseln
- Verbandwechsel bei:
  - Verschmutzung
  - Ablösung
  - Durchfeuchtung
  - Hinweis auf Infektionen (Rötung, Palpationsschmerz)
- Turnusmäßiger Verbandwechsel:
  - Pflasterverbände alle 72 Stunden
  - Folienverbände alle 7 Tage (Herstellerangaben beachten)

WICHTIG

Bei der Körperpflege ist die Durchfeuchtung von Pflasterverbänden zu vermeiden.

- Verbandwechsel mit Non-Touch-Technik (→ Kap. 11)
- Hautdesinfektionsmittel mit Remanenzeffekt verwenden, z. B. Octenisept
- Bei lokaler PVK-Infektion oder PVK-Bakteriämie PVK sofort entfernen

Infektionsschutzgesetz (IfSG):

- Gesetz zur Verhütung und Bekämpfung von Infektionskrankheiten beim Menschen.
- Schreibt vor, dass beim Robert Koch-Institut (RKI) eine Kommission für Krankenhaushygiene und Infektionsprävention (KRINKO) zu bilden ist.
- KRINKO ist durch IfSG eng an das Gesundheitsministerium gebunden.

Robert Koch-Institut:

- Nationales Public-Health-Institut für Deutschland
- Ziel: Schutz vor Krankheiten und Verbesserung des Gesundheitszustands der Bevölkerung
- Erhebt Daten zu unterschiedlichen Krankheitsbildern und (biologischen) Gefahren
- Berät die Fachöffentlichkeit, vor allem die Politik

Arbeit der **KRINKO:**

- Empfehlungen zur Prävention von nosokomialen Infektionen
- Empfehlungen zu betrieblich-organisatorischen und baulich-funktionellen Maßnahmen der Hygiene in Krankenhäusern und anderen medizinischen Einrichtungen
- Aussprache, Überprüfung und Veröffentlichung von Empfehlungen auf Basis von aktuellen infektiologischen und epidemiologischen Auswertungen

Die folgenden Kategorien geben an, wie gut eine Maßnahme wissenschaftlich belegt ist. Je besser der Beleg, desto wahrscheinlicher, dass die Maßnahme einen Mehrwert darstellt. Die KRINKO sortiert die hygienischen Maßnahmen entsprechend ein:

- **Kategorie IA:** Empfehlung basiert auf gut konzipierten systematischen Reviews oder einzelnen hochwertigen randomisierten kontrollierten Studien.

- **Kategorie IB:** Empfehlung basiert auf klinischen oder hochwertigen epidemiologischen Studien und strengen, plausiblen und nachvollziehbaren theoretischen Ableitungen.
- **Kategorie II:** Empfehlung basiert auf hinweisenden Studien/Untersuchungen und strengen, plausiblen und nachvollziehbaren theoretischen Ableitungen.
- **Kategorie III:** Maßnahmen, über deren Wirksamkeit nur unzureichende oder widersprüchliche Hinweise vorliegen, Empfehlung ist daher nicht möglich.
- **Kategorie IV:** Anforderungen, Maßnahmen und Verfahrensweisen, die durch allgemein geltende Rechtsvorschriften zu beachten sind.

Bedeutung der Empfehlungen:

- Anwendung finden diese Empfehlungen in allen Einrichtungen des Gesundheitswesens.
- Die Empfehlungen bilden die Grundlage für die Ausarbeitung eines Hygieneplans (→ Kap. 10).

WICHTIG

Empfehlungen der KRINKO sind keine Gesetze, haben aber gesetzlichen Charakter.

Aktuell gibt es 26 Empfehlungen, unter anderem zu:

- Anforderung an die Hygiene bei Reinigung und Desinfektion von Flächen
- Prävention von Infektionen, die von Gefäßkathetern ausgehen
- Prävention postoperativer Wundinfektionen
- Händehygiene in Einrichtungen des Gesundheitswesens

- Sterilgut: Material, das vollständig von Mikroorganismen befreit wurde – durch unterschiedliche Maßnahmen (→ Tab. 21.1)
- Sterilgut kommt bei unterschiedlichen Interventionen zum Einsatz, meist Einwegprodukte

Vor- und Nachbereitung

- Vor der Nutzung gilt:
  - Verpackung auf Beschädigung prüfen (Risse, Löcher, Nässeschäden)
  - Haltbarkeit prüfen
  - Umgebung vorbereiten, Flächen und Hände desinfizieren

Symbol	Bedeutung
LOT	Nummer zu Identifikation (Chargenbezeichnung)
	nicht erneut anwenden, Einwegmaterial
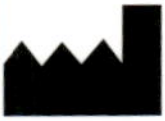	Hersteller
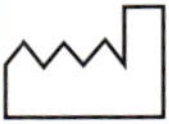	Datum der Herstellung
	Verwendbar bis

Tab. 21.1 Symbole auf steril verpackten Materialien

Symbol	Bedeutung
STERILE EO STERILE A STERILE R STERILE 🌡	Art der Sterilisation/Sterilisation durch: • Ethylenoxid • Abfüllung • Bestrahlung • Dampf oder trockene Wärme

Tab. 21.1 Symbole auf steril verpackten Materialien *(Forts.)*

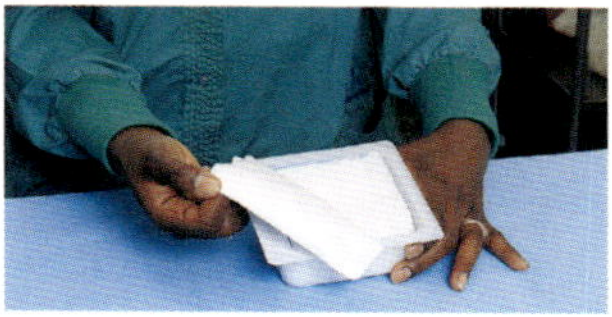

Abb. 21.1 Öffnen einer Verpackung mittels Peel-off-Technik [G1187]

  - Gegebenenfalls Assistenz anfordern
  - Verpackung nur an markierten Stellen öffnen
- Richtige Entsorgung (Arbeitssicherheit, Umweltaspekte)

Steriles Material öffnen/anreichen

- Verpackungen unmittelbar vor Gebrauch mit Peel-off-Technik öffnen (→ Abb. 21.1)
- Material ablegen (→ Abb. 21.2) und steril anwenden
- Material wird durch ausführende Person steril abgenommen (→ Abb. 21.3)

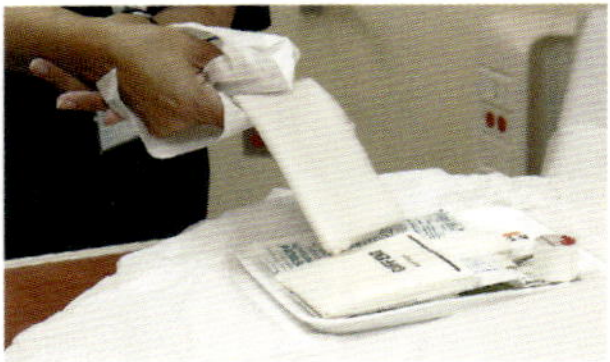

Abb. 21.2 Material auf steriler Fläche ablegen [G1187]

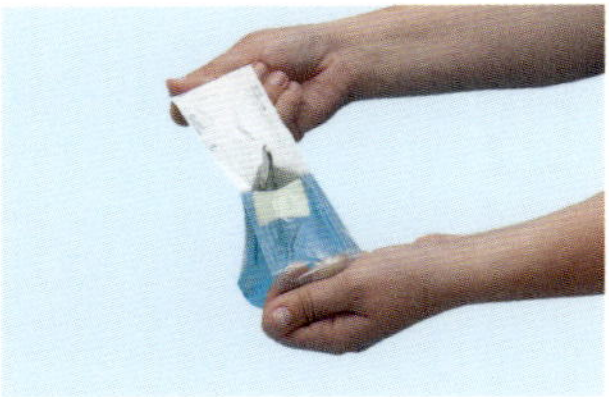

Abb. 21.3 Verpackung mittels Peel-off-Technik öffnen und an andere Person abgeben [K115]

Sterilgut lagern

- Sterilgut-Lagerraum:
  - Von anderen Räumen getrennt
  - Alle Oberflächen (Wände, Decken, Schränke) glatt und leicht desinfizierbar
  - Ausschließliche Nutzung für Sterilgut, keine Lagerung von Abfällen, Schmutzwäsche, anderen kontaminierten Objekten
  - Zugluftfreier Raum, Fenster geschlossen halten
  - Personenbewegung auf Minimum reduzieren
- Vor Betreten des Lagerraums Hände desinfizieren

- Lagerung in Schränken oder Schubladen zum Schutz vor Lichteinstrahlung, Staub und Kontamination
- Regale mit mindestens 30 cm Abstand zum Fußboden
- FIFO-Prinzip (first in first out) beachten – älteres Material zuerst benutzen

TIPP

Ein Sterilgut-Lagerprotokoll kann nützlich sein.

Je nach Art der Verpackung ist die Lagerhaltung von Sterilgut zeitlich begrenzt. Bei originalverpackten Produkten sind die Herstellerangaben zu beachten. Konkrete Angaben finden sich im Hygieneplan (→ Kap. 10).

WICHTIG

Sterilgut darf nie auf dem Fußboden gelagert werden. Fußböden sind immer als kontaminiert anzusehen.

Sterilgut aufbereiten

Bei Mehrwegmaterial startet nach der Verwendung der Aufbereitungsprozess (→ Abb. 21.4).

- Direkt nach der Nutzung ist die Vorreinigung durchzuführen, um grobe Verschmutzungen zu entfernen.
- Das verwendete Material wird in seine Einzelteile zerlegt.
- Verbrauchsmaterial wird entsorgt.
- Reinigung und Desinfektion können vor Ort oder in der Abteilung für Sterilgut-Aufbereitung erfolgen (→ Abb. 21.5).
- Häufig werden vor Ort Reinigungs- und Desinfektionsmittelbäder eingesetzt.

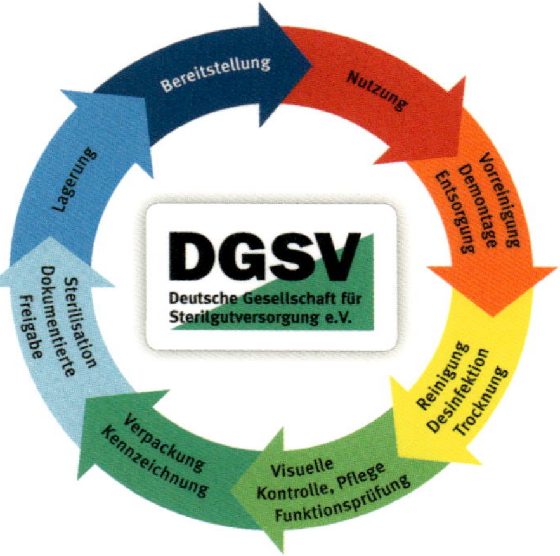
Bereitstellung
Nutzung
Vorreinigung
Demontage
Entsorgung
Reinigung
Desinfektion
Trocknung
Visuelle
Kontrolle, Pflege
Funktionsprüfung
Verpackung
Kennzeichnung
Sterilisation
Dokumentierte
Freigabe
Lagerung
DGSV
Deutsche Gesellschaft für
Sterilgutversorgung e.V.

Abb. 21.4 Kreislauf der Sterilgut-Aufbereitung nach DGSV [W276]

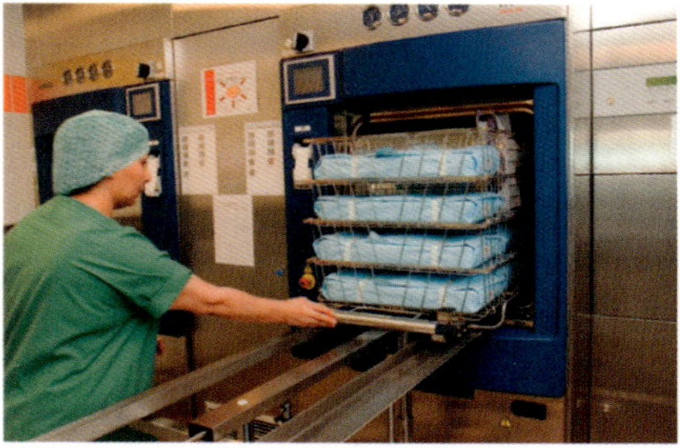

Abb. 21.5 Aufbereitung von Sterilgut [K115]

- Viren sind keine Lebewesen, sondern unbelebte Komplexe aus Nukleinsäuren.
- Viren sind auf einen passenden Wirt angewiesen, z. B.:
  - Humanpathogenes Norovirus befällt nur Menschen.
  - Felines Norovirus befällt nur Katzen.
  - Tollwut hat ein breites Wirkspektrum (Fuchs, Hund, Mensch).
- Viren wirken nur an definierten Wirtszellen, in die sie eindringen, infektiös (→ Abb. 22.1).
- Viren sind organotrop, also auf ein bestimmtes Organ ausgerichtet. Noroviren beispielsweise lösen ausschließlich Infektionen des Magen-Darm-Trakts aus.
- Grundlegender Aufbau von Viren:
  - Genom aus RNA oder DNA
  - Kapsid/Proteinmantel
  - Gegebenenfalls Lipidhülle

WICHTIG

Die Unterscheidung zwischen behüllten und unbehüllten Viren hat Folgen für die Auswahl des Desinfektionsmittels (→ Tab. 6.1, → Tab. 6.2).

Vermehrung von Viren

- Viren verlieren ihre Infektiosität, um die Wirtszelle funktionsfähig zu halten, dabei setzt das Virus Nukleinsäure frei (Uncoating, → Abb. 22.1).
- In der Wirtszelle vermehrt sich das Virus (Replikation) und neue Viren reifen heran.
- Schlagartig werden neue Viren freigesetzt:
  - Durch Knospung → **behüllte Viren**
  - Durch Zelltod der Wirtszelle → **unbehüllte Viren**

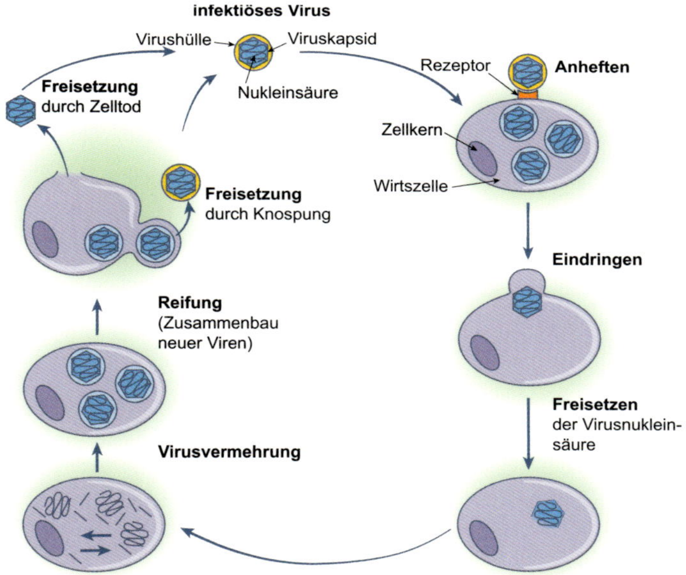

Abb. 22.1 Virale Infektion [L255]

Infektionsverläufe

- Inapparente Infektion: Viruslatenz oder -vermehrung ohne Krankheitssymptome.
- Klinisch manifeste Infektion: Erkrankung des Wirts.

- Persistierende (latente) Infektion: Das Virus befindet sich im Körper des Wirts und vermehrt sich
  - ständig (z. B. HIV) oder
  - periodisch (z. B. Herpesviren).
- Onkogene Potenziale: kanzerogen, d. h. das Virus kann Krebs erzeugen oder fördern.
- Immunpathologische Folgeerkrankungen, z. B. bei chronischer Hepatitis B.
- Slow-Virus-Erkrankungen sind durch eine lange Inkubation und chronisch-progredienten (fortschreitenden) Verlauf gekennzeichnet.

Immunreaktion bei viraler Infektion oder Impfung

- Antikörper werden gebildet.
- Viren können, während sie an der Wirtszelle anhaften, durch Antikörper neutralisiert werden.
- Bei einigen viralen Erkrankungen entsteht dadurch eine dauerhafte Immunität
- Für Personen, die im Gesundheitswesen, vorrangig in Gesundheitsfachberufen, arbeiten, empfiehlt die STIKO Impfungen gegen:
  - Hepatitis B und A
  - Masern, Mumps und Röteln
  - Influenza
  - Varizellen
  - Diphtherie und Tetanus
  - Poliomyelitis
  - Pertussis (Keuchhusten)

Das Masernschutzgesetz schreibt vor, dass alle Personen, die Gemeinschaftseinrichtungen (Kindertagesstätte, Schule, Pflegeeinrichtung) besuchen oder dort arbeiten, einen Schutz gegen Masern nachweisen müssen [12].

Wundarten

- **Akute Wunden** entstehen durch Traumata:
  - Mechanisch
  - Chemisch
  - Thermisch
  - Durch Strahlen bedingt
  - Iatrogen
- **Chronische Wunden –** Wunden, die nach 4–12 Wochen bei fachgerechter Therapie keine Heilungstendenz zeigen [9], z. B.:
  - Ulcus cruris
  - Dekubitus
  - Diabetisches Fußulcus
  - Ulzerierte Tumoren

Keimbesiedlung

- Aseptische Wunden: OP-Wunden oder frische Wunden (< 4–6 Stunden alt)
- Kontaminierte Wunden: Schnittwunden älter als 4–6 Stunden oder Dekubitus
- Kolonisierte Wunden: mit Erregern, die sich vermehren, besiedelte Wunde
- Infizierte Wunden: Wunden mit typischen Entzündungszeichen

Phasen der Wundheilung

- Exsudationsphase/Reinigungsphase
- Proliferationsphase/Granulationsphase
- Regenerationsphase/Epithelisierungsphase

Primäre Wundheilung

- Spontan
- Alle Phasen der Wundheilung

- Bei kleineren Wunden oder durch Unterstützung
- Aseptische Wunden → aseptisch mit Non-Touch-Technik versorgen (→ Kap. 11)
- Wundränder glatt und anliegend
- Wundspülung, gegebenenfalls Wunddesinfektion
- Schleimhautdesinfektionsmittel mit Remanenzeffekt (→ Kap. 6) verwenden
- Wunde mit in Desinfektionsmittel getränkten Tupfern betupfen
- Glättung der Wundränder (ca. 2 mm) nach frischen Traumata möglich, Instrumente nach Glättung verwerfen → potenzielle Kontamination der Wunde vermeiden
- Wundverschluss (→ Abb. 23.1) mittels:
  - Naht
  - Klammer
  - Pflaster
- Fäden, Klammern, Pflaster nach 10–14 Tagen entfernen
- Schmale, im Verlauf verblassende Narbe

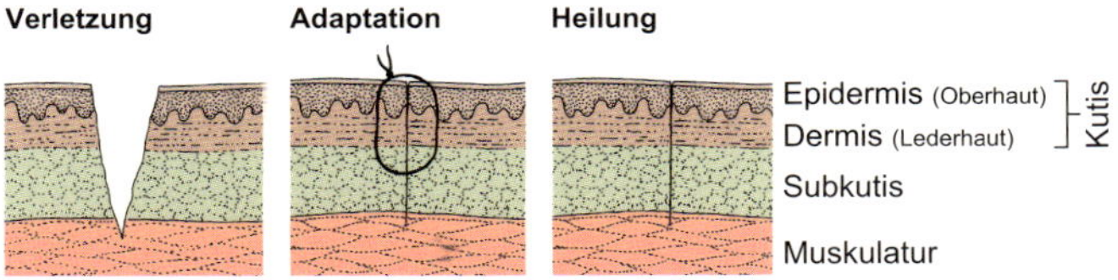

Abb. 23.1 Verletzung, Adaptation und Heilung von Wunden [L190]

Sekundäre Wundheilung

- Wunde offen lassen, da potenziell mit Erregern besiedelt → Risiko für Wundabszess.
- Kontaminierte, kolonisierte und infizierte Wunden müssen immer sekundär durch Granulation aus der Tiefe (→ Abb. 23.2) heilen. Die Bestimmung des Erregers ist nur bei einer erregerbedingten Infektionserkrankung, ausgehend von der Wunde und vor der systemischen Gabe eines Antibiotikums indiziert.
- Wundsekret und Eiter können ungehindert abfließen.
- Wundreinigung/Debridement:
  - Abtragung von avitalem Gewebe, Nekrosen und/oder Entfernung von Fremdkörpern
  - Mechanisch durch Ausspülen und/oder Auswischen
- Versorgung mit passender Wundauflage, Beratung durch Wundmanagement empfehlenswert

WICHTIG

Auch bei kontaminierten, kolonisierten oder infizierten Wunden wird aseptisch gearbeitet und die Non-Touch-Technik (→ Kap. 11) angewendet.

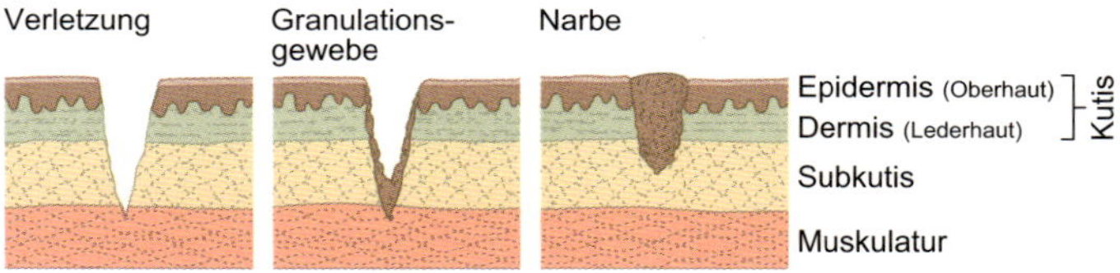

Abb. 23.2 Granulation und Vernarbung von Wunden [L138]